肠造口护理与康复指南丛书

U0391852

泌尿造口
护理与康复指南

总主编　张俊娥　郑美春　胡爱玲

主　编　胡爱玲

副主编　郑美春　龙小芳

编　者（以姓氏笔画为序）

邓小红（中山大学附属第三医院）

龙小芳（中山大学附属第三医院）

吴　珍（中山大学附属第三医院）

郑美春（中山大学肿瘤防治中心）

胡爱玲（中山大学附属第三医院）

蒋梦笑（中山大学肿瘤防治中心）

人民卫生出版社

图书在版编目（CIP）数据

泌尿造口护理与康复指南 / 胡爱玲主编 . —北京：人民卫生出版社，2016

（肠造口护理与康复指南丛书）

ISBN 978-7-117-23396-5

Ⅰ. ①泌… Ⅱ. ①胡… Ⅲ. ①泌尿系统外科手术 – 造口术 – 护理 – 指南②泌尿系统外科手术 – 造口术 – 康复 – 指南

Ⅳ. ①R473.6-62 ②R699.09-62

中国版本图书馆 CIP 数据核字（2016）第 279468 号

| 人卫智网 | www.ipmph.com | 医学教育、学术、考试、健康，购书智慧智能综合服务平台 |
| 人卫官网 | www.pmph.com | 人卫官方资讯发布平台 |

泌尿造口护理与康复指南

主　　编：胡爱玲
出版发行：人民卫生出版社（中继线 010-59780011）
地　　址：北京市朝阳区潘家园南里 19 号
邮　　编：100021
E - mail：pmph @ pmph.com
购书热线：010-59787592　010-59787584　010-65264830
印　　刷：北京铭成印刷有限公司
经　　销：新华书店
开　　本：787 × 1092　1/32　印张：3.5
字　　数：79 千字
版　　次：2017 年 1 月第 1 版　2017 年 1 月第 1 版第 1 次印刷
标准书号：ISBN 978-7-117-23396-5/R・23397
定　　价：28.00 元

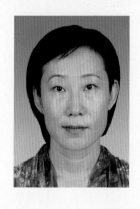

张俊娥，博士，副教授，硕士生导师，中山大学护理学院副院长。长期从事造口护理和康复研究，积累了丰富的图文资料。以第一或通讯作者发表与造口护理有关的论文 20 余篇，其中国际期刊 SCI 论文 4 篇。主持国家社会科学基金等多项课题，其中"造口患者心理社会适应及其延续护理干预的系列研究"成果获第四届广东省护理学会科学技术奖三等奖。曾于 2016 年在第 21 届世界造口治疗师大会做论文宣读。兼任世界造口治疗师协会会员、广东省护理学会造口专业委员会常务委员等职务。

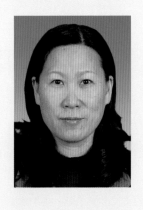

郑美春,学士,主任护师,造口治疗师,中山大学肿瘤防治中心结直肠科科护士长。从事造口专科护理多年,积累了丰富的临床实践经验。主持广东省科技计划项目等多项课题。以第一或通讯作者共发表与造口护理有关的论文10余篇,其中国际期刊SCI论文1篇。协助创办全国首家造口治疗师学校——中山大学造口治疗师学校,并兼任副校长。主编《现代伤口与肠造口临床护理实践》;副主编《造口康复治疗——理论与实践》和《压疮护理学》。兼任世界造口治疗师协会中国地区代表、广东省护理学会造口专业委员会副主委等职务。

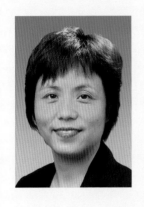

胡爱玲,硕士,主任护师,硕士生导师,造口治疗师。中山大学附属第三医院护理部副主任兼岭南医院护理部主任。从事造口护理工作多年,主要研究方向为造口伤口失禁护理。主编《现代伤口与肠造口临床护理实践》,副主编及参编论著与指南6部。主持广东省科技计划项目等多项课题,发表论文30余篇,其中在国际期刊发表SCI论文5篇。获中华护理学会科技奖三等奖等奖项3项。曾获广东省优秀护士称号。兼任中华护理学会造口伤口失禁专业委员会副主任委员、广东省护理学会造口专业委员会主任委员等职务。

泌尿造口
护理与康复指南

序 一

　　肠造口是外科医生用一段肠管在患者腹壁所做的人为开口,其功能是排泄粪便或尿液。排泄粪便的肠造口俗称"人工肛门"或"假肛";排泄尿液的肠造口称为"泌尿造口"或"小便造口"。

　　虽然肠造口术解决了患者的病痛,但是其引发的诸多并发症和护理问题也给患者带来了烦恼和痛苦。为此,被誉为"造口之父"的美国医生 Turnbull 培养了世界上第一位造口治疗师(ET)——Norma Gill,并于 1961 年创办了世界第一所造口治疗师学校。我国造口康复治疗起步较晚,直至 2001 年才在广州中山大学建立全国第一所造口治疗师学校。但是我国造口康复治疗发展很快,造口治疗师队伍迅速壮大。

　　本丛书主编和副主编均是我国培养的造口护理和康复专家,她们精心编写的这一套《肠造口护理与康复指南丛书》,共4 个分册,包括《结肠造口护理与康复指南》《回肠造口护理与康复指南》《泌尿造口护理与康复指南》和《小儿肠造口护理与康复指南》。这 4 类造口患者各有特点,护理和康复有其特殊性。本丛书的编者从实践出发,逐一解决临床护理遇到的各类问题,使造口患者受益匪浅。

　　在本丛书出版之际,我有幸通读全稿,感触颇深。首先,编者们对造口患者充满同情和爱心;造口带来的诸多问题,她们感同身受,提出切实的解决方法。其次,本丛书以问答形式编写，编者在详尽阐述外同时增加了许多图解，使本书更加通俗易懂。最后，我深信"实践出新知"，本丛书编者都是护理造口患者的临床一线人员，临床经验丰富，能够发现和解决造口护理中的诸多实际问题，促进患者康复。

我相信此丛书不仅对造口患者和家属有实际指导意义，也会使临床医护人员受益匪浅。在推荐此书给读者的同时，我由衷感谢编者们对肠造口患者真挚的爱心和奉献！

万德森教授
中山大学附属肿瘤医院原院长
我国第一所造口治疗师学校创立者
2016 年 10 月

序　二

期盼已久的《肠造口护理与康复指南丛书》终于和大家见面了！它的问世对所有肠造口患者以及他们的家属亲友来说，真不啻为极大的福音。作为一个结肠造口龄已近 20 年的肠造口患者，不禁对为本丛书的出版倾注了心血与辛劳的各位编者和编辑拍手叫好，从心底里感谢你们为肠造口患者的护理康复所付出的辛勤劳动！

肠造口患者，从确诊到手术直至出院回家，身体和心理上都承受了一次痛苦的经历和极大的变化过程，如若还伴有术后常见的造口旁疝、肠造口脱垂以及肠造口周围皮肤过敏、感染、溃烂等并发症，那种恐惧、彷徨与无助感会更强烈。期盼得到完善贴身的肠造口护理和系统实用的康复指南，是每一个肠造口患者消除心理阴影，重回正常生活轨道的殷切希望。

本丛书的各位编者专门编纂了这一套系统完整的《肠造口护理与康复指南丛书》，丛书涵盖了结肠、回肠、泌尿及小儿肠造口 4 大类型，对手术前、中、后的准备与护理，术后并发症预防与处理，造口袋等护理用品的正确使用，康复过程中日常生活如起居饮食、运动出游等不同阶段、不同范畴的问题以问答形式做了详解，这对指导肠造口患者掌握自我护理手段和解决康复过程中的生理、心理疑难起到了极大的帮助作用。全书深入浅出，图文并茂，适用性、可操作性强，对肠造口患者及其家属来说都是不可多得的护理康复指南和科普参考书。

在《肠造口护理与康复指南丛书》成功出版之际，衷心感谢对肠造口患者充满爱心的各位编者和编辑，感谢你们对我国肠造口护理与康复事业的辛勤付出与无私奉献！

杨叔煊

广州造口联谊会会长

2016 年 10 月

前　言

　　由于临床和科研工作的需要,我们经常和肠造口患者打交道。原本以为患者行了肠造口手术,就会一副愁眉苦脸、怨天尤人的模样,出乎我们意料的是,大部分患者都是乐观开朗、积极向上的。在平时交谈中,他们还会用幽默的语气给自己的肠造口起些小昵称,例如"我的荷包蛋""我的小玫瑰"等。我们为他们面对困境所流露出的坚毅乐观和不屈不挠的精神所感染,久而久之便不自觉地把自己当成肠造口患者团体的一分子,能为这个特殊的群体做点什么,一直是我们的愿望。

　　2008 年我们为刚出院的肠造口患者设计了一个造口自我护理小手册,患者使用后反响良好,这突然给了我们一个灵感,为何不出版一套有关肠造口护理的科普图书让更多的肠造口朋友受益呢? 有幸的是,在广东省内聚集着一批优秀的造口治疗师,数十年的临床磨炼,让这些造口治疗师们积累了大量与肠造口护理和康复相关的临床经验。我们一提出这个想法,大家一拍即合,觉得能为肠造口朋友做一点实实在在又有意义的事情而感到荣幸和自豪!

　　感谢我国著名的胃肠肿瘤专家万德森教授在百忙之中为本书作序。万教授是中山大学造口治疗师学校的创始人和名誉校长,十多年来为国内造口护理人才的培养付出了巨大的心血。感谢广州造口联谊会杨叔煊会长为本书写序,杨会长做了结肠造口手术 20 年来一直不断地挑战并奉献自我,曾赢得广州市中老年组羽毛球赛奖项,曾为开导一个刚完成肠造口手术的患者一天打了 5 个小时的电话……他是肠造口康复者的榜样,希望每位肠造口患者术后都可以像他一样活得精彩、快乐!

本丛书的出版获得了 2014 年广州市科技和信息化局科普计划资助立项(项目编号 2014kp000122);并获得 2015 年广州市科学技术协会、广州市南山自然科学学术交流基金会、广州市合力科普基金会科普出版经费的资助;同时为这套书出版给予大力支持的领导、同事等,在这里一并表示深深的感谢! 在他们的帮助下,我们终于实现了这一愿望!

衷心祝愿这套肠造口护理与康复指南系列科普图书的出版能够为肠造口患者带去福音,让他们不必在黑暗中摸索,让他们少走弯路,让他们更快地适应有肠造口的生活,真正做一个快乐的造口人!

张俊娥　郑美春　胡爱玲
2016 年 10 月

目　录

泌尿造口
护理与康复指南

第一章　认识泌尿造口

第一节　泌尿系统的生理及解剖

☆ 泌尿系统的结构是什么样的?

答:泌尿系统由肾脏、输尿管、膀胱和尿道组成(图 1-1),是人体的主要排泄器官。肾脏为成对的扁豆形器官,左、右各一个,分别位于脊柱两侧,贴附于腹后壁,右肾稍低于左肾。肾脏的大小具有个体差异,成年男性肾脏大约长 12cm、宽 6cm、厚 4cm,重 150g;成年女性肾脏稍小,约 135g 左右。输尿管全程位于腹膜后间隙,左右各一条,上起自肾脏,下至膀胱,走向呈 S 形。膀胱是一个空腔器官,成人膀胱的容量为300~500ml。膀胱空虚时呈锥体形,充满尿液时则呈卵圆形。在人的一生中,膀胱在盆腔内的位置变化很大。婴儿时膀胱的位置较高,位于下腹部;到 20 岁以后,由于骨盆的扩张及倾斜,膀胱的位置逐渐降至盆腔内,成年人的膀胱位于骨盆内。男性和女性的尿道有所不同。成年男性尿道长约 17~20cm,自然状态下呈 S 形弯曲;成年女性尿道相对于男性尿道短而宽,较直,长约 3.5~5cm,排尿时尿道口内扩张,尿道呈圆锥形。

☆ 泌尿系统有什么生理功能?

答:泌尿系统的主要功能为排泄。通过尿液的形成和排

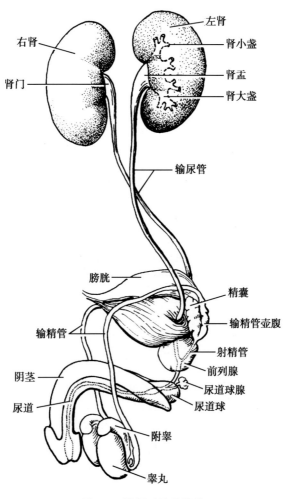

图 1-1　泌尿系统的结构

出,清除机体代谢过程中所产生的各种不为机体所利用或者有害的物质,进而维持身体内环境的平衡。被人体排出的物质一部分是营养物质的代谢产物,另一部分是衰老的细胞破坏时所形成的产物。此外,排泄物中还包括一些随食物摄入的多余物质,如多余的水和无机盐类。

☆ 膀胱有什么功能?

答:膀胱的生理功能是储存尿液和周期性排尿。尿的生成是个连续不断的过程,但是膀胱的排尿是间歇性地进行。当尿液在膀胱内储存并达到一定量时,才能引起反射性排尿动作,将尿液经尿道排出体外。由于膀胱具有较大的伸展性,一般情况下,膀胱处于轻度收缩状态,使膀胱内压经常保持在 0.98kPa;当尿量增加到 400~500ml 时,膀胱内压才超过 0.98kPa;当尿量增加到 700ml 时,膀胱内压随之增加到 3.43kPa,逼尿肌便出现节律性收缩,排尿欲也明显增强,但此时还可有意识地控制排尿;当膀胱内压达到 6.86kPa 以上时,便出现强烈的不可抑制的尿意。

☆ 正常的排尿机制是什么样的?

答:尿液在肾脏生成后,经输尿管输送到膀胱。当尿液在膀胱内储存并达到一定量时,通过神经反射作用,经尿道排出体外。正常的排尿是一种受意识控制的神经反射活动。当膀胱内尿量达到 300~400ml 时,膀胱内压升高并刺激排尿中枢兴奋,兴奋通过控制盆腔肌肉运动的神经传出,引起膀胱逼尿肌强有力的收缩;与此同时,膀胱颈部开放,尿道外括约肌松弛,尿道内压力下降,于是尿液在膀胱内压的作用下经尿道排出体外。

第二节 泌尿造口的特点

☆ 何谓泌尿造口手术?

答:泌尿造口手术,又称尿道转流术。当泌尿系统某一器官发生严重的不可逆性病变,难以用尿路成形方法恢复从尿道排尿,可将尿路直接或间接开口于腹壁,经腹壁将尿液排出体外。回肠代膀胱术是目前尿流改道的常用术式,该手术是指通过外科手术游离出一段回肠,将两条输尿管的末端缝合在这段回肠上,回肠的一端封闭起来,另一端则经右下腹开口拉出并缝合固定,在腹壁上形成的开口就叫作泌尿造口(图1-2)。手术后,尿液仍然由肾脏制造出来,流经输尿管及此段回肠后排出体外。

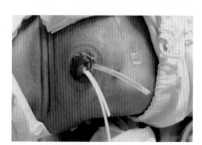

图1-2 泌尿造口

☆ 为何我需要行泌尿造口手术?

答:需要行泌尿造口手术的原因很多,最常见的是膀胱肿瘤或先天性膀胱功能障碍。这些患者手术时需将膀胱全切除,而又不能在原来的位置构建出新膀胱以恢复从尿道排尿,因此需行泌尿造口来维持正常的排泄功能。您可能是因其中原因而需行泌尿造口手术的。通常医生会在手术前后对您做出详细的说明。

专家温馨提示

切除了膀胱,便需要永久性泌尿造口来负责排尿工作。泌尿造口是挂在腹壁的泌尿道出口,但不能控制排尿,且没有储存功能,一旦有尿液就马上排出体外。

☆ 泌尿造口术是通过腹腔镜还是开腹做?

答:目前经腹腔镜(也称微创手术)和开腹手术均是泌尿外科很成熟的手术方式,治疗原发病的具体手术方式主要取决于原发病特点、手术难易程度及当地医疗设施等。因此,泌尿造口术有可能是经腹腔镜,也有可能是通过开腹施行的。

☆ 泌尿造口长什么样子?

答:泌尿造口的长相一开始并不是很迷人,手术刚结束时可能带有三条管子(参见图1-2),它位于右下腹部,颜色呈鲜红色或粉红色或牛肉红、表面光滑湿润,有光泽,高度为略高于皮肤1~2cm,形状一般为圆形,可以看到有尿液从泌尿造口流出。泌尿造口的样子会不断地改变,最终像一朵玫瑰开在腹壁上,因此我们称泌尿造口者为"玫瑰之友"(图1-3)。

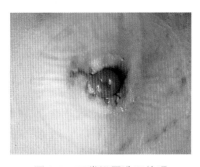

图1-3 正常泌尿造口外观

☆ 为何我的泌尿造口上有两条细小的引流管? 此引流管何时拔除?

答:术后早期泌尿造口上通常留有引流管,其中两条细小的引流管叫作输尿管支架管(参见图 1-2),它们分别放置于左右两侧输尿管内,用于将尿液引出体外,防止输尿管及回肠导管吻合口狭窄导致尿液引流不畅、肾积水等并发症发生。由于泌尿造口无抗反流功能,而支架管直接与肾脏相通,因而输尿管支架管留置时间不宜过长,否则容易出现尿路感染、支架管管壁老化断裂、表面形成结石等并发症,一般术后 10~14 天拔除该管。

☆ 泌尿造口是使用手术缝线还是吻合钉缝合?

答:泌尿造口主要采用手术缝线进行缝合(图1-4),个别泌尿造口也可能会使用吻合钉缝合。手术缝线可分为可吸收缝线和不可吸收缝线,采用哪种性质的线进行缝合与手术医生的理念息息相关:

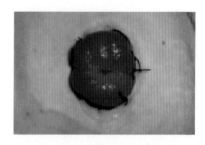

图 1-4 泌尿造口缝线缝合

有的医生会完全选用不可吸收线进行缝合;有的医生会选用完全可吸收缝线进行缝合,免去了患者拆线的痛苦;有的医生会采用可吸收线和不可吸收线的间断缝合,保证在不可吸收线被拆除之后可吸收缝线还可起到一定的减张作用。

☆ **泌尿造口周围的缝线需要拆除吗？何时拆除？**

答：吻合钉、不吸收缝线或外露的可吸收缝线均需要拆除。吻合钉缝合的需要专用取钉器进行拆除，而手术缝线缝合的需要应用剪刀或刀片拆除。一般拆除时间为手术后7~10天左右。适当延长拆除时间并无大碍，您在拆线之前可先充分评估造口与周围皮肤之间是否有间隙，通常患糖尿病、营养不良、放化疗刺激的患者造口与周边皮肤容易分离（皮肤黏膜分离），对于已经发生皮肤黏膜分离或潜在风险较大的患者，建议适当延长拆线时间。值得注意的是，延长拆线时间并不意味着不拆，若过久不拆除不可吸收的缝线，残留的缝线就会成为异物刺激泌尿造口黏膜而导致肉芽组织过长。

☆ **泌尿造口排出的尿液会污染伤口吗？**

答：治疗原发病时，开腹手术患者的腹部会有一道长约15~30cm的伤口（图1-5），此外可能会有放置引流管的小切口等；腹腔镜手术的患者伤口较小，常在腹部留下3~4个较小的伤口（图1-6）。从伤口的位置可以看出不管是开腹还是腹腔

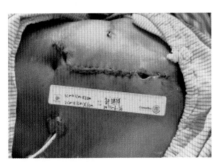

图 1-5　泌尿造口旁伤口约 15~30cm 长

镜手术,手术切口都比较靠近回肠造口。因此,患者都非常担心泌尿造口排出的尿液会污染手术切口而影响伤口的正常愈合。其实,医护人员已经考虑到这种问题,通常选用密闭的伤口敷料对伤口进行保护(图1-7),同时泌尿造口排出的尿液会使用造口袋来收集等措施来做好预防。就算伤口愈合不良,通过医护人员的处理也会很快愈合。因此,您不必担心此问题。

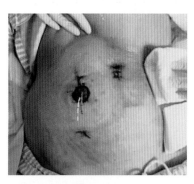

图1-6　泌尿造口周围有3~4个较小的伤口

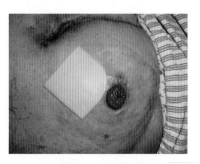

图1-7　泌尿造口旁伤口使用密闭的伤口敷料进行保护

☆ **为什么手术后我的泌尿造口一直在变小呢?**

答:术后早期泌尿造口常出现水肿(图1-8),表现为肿胀和紧绷,可能与手术牵拉引起肠黏膜充血有关。随着水肿逐渐消退,泌尿造口也逐渐变小,通常术后6~8周水肿会完全消退。因此,您不必过于忧虑。泌尿造口水肿一般不需处理,但应注意避免因泌尿造口受压而影响血液循环。

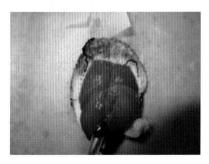

图1-8　泌尿造口水肿

第三节　泌尿造口手术前准备

☆ **泌尿造口手术前需要进行哪些检查? 检查的目的是什么?**

答:①术前您需要进行泌尿系统 X 线、CT、膀胱镜、肠道检查,抽血检查,尿液检查,心电图等检查,根据患者自身情况还可能会增加其他检查。②术前泌尿系统 X 线、CT 检查是为了了解您肿瘤的浸润程度、膀胱壁有无增厚变形并寻找可疑的肿大淋巴结。术前膀胱镜检查可以让医生直接看到肿瘤的形态、部位、大小、数目等并可取活组织检查以明确诊断。术前肠道检查是因为术中需要取出一段回肠肠道来制作泌尿造口,因此需要了解肠道情况,以帮助医生判断是否可以取下一截回肠肠段以及肠道功能是否足以承受该手术。术前抽血是为了确定您的血型以备术中输血,了解您的各项生化指标是否正常以便及时进行治疗,明确您是否患传染病以便于医生术前自我防护。术前心电图、肺功能等检查是为了了解您的心肺功能,避免术中或麻醉过程中出现意外。

☆ **术前为何需进行膀胱镜检查?**

答:膀胱镜检查可以直观地看到膀胱内的情况,可以发现肿瘤、结石、憩室等病变;可以对怀疑是肿瘤的组织采取活检标本;必要时可逆行插管做输尿管及肾盂的造影检查。值得一提的是,膀胱镜检查可以发现早期、B超不能发现的、体积很小的肿瘤。这不仅在首次诊断中有重要的意义,而且在膀胱肿瘤手术后的随访中也有重要的意义。

☆ **膀胱镜检查的过程是什么样的?**

答:膀胱镜检查是医生通过像望远镜或显微镜那样的,但更加纤细的、有特殊照明设备的透镜装置,来观察尿道、膀胱的病变情况。对可疑有膀胱肿瘤的患者,当通过其他无创方法(如B超、排泄性尿路造影等)都不能明确诊断时,应该进行膀胱镜检查。根据检查情况的需要,医生还可以通过膀胱镜的操作腔道进行组织采样活检或其他治疗(例如取石和逆行插管等)。

☆ 膀胱镜检查难受吗?

答:检查中患者感觉并不明显。一方面,在检查过程中,医生会通过静脉应用麻醉药物,使患者在浅睡眠状态下完成膀胱镜检查,患者无尿道疼痛及恐惧感,肌肉完全放松;另一方面,现今膀胱镜的结构、检查技术均已改进和提高,减少了对尿道黏膜的损伤,患者并不会感觉到明显的痛苦。检查完毕 1~2 分钟患者即可苏醒。

☆ 膀胱镜检查前需要做什么?

答: 检查前可仔细询问医生有无任何特别的指示;告知医生您的药物过敏(包括麻药过敏)史、出血性疾病病史,有否服用抗凝药物(如阿司匹林、华法林等),有否妊娠等;根据情况不同,检查可能需要在局麻、脊髓腔麻醉或全麻下进行。若使用局麻,检查前可以正常进(饮)食;若使用脊髓腔麻醉或全麻,则要求在检查前至少 8 小时禁(饮)食;检查前,需要预先排空膀胱尿液,保持会阴部位清洁干燥;检查前,医生可能会给您开抗生素服用,以预防该检查可能造成的尿路感染。本检查总体来说是十分安全的,不会影响性功能,但仍属于有创侵入性检查,您需要签署一份知情同意书,被要求提供尿样,以检查是否感染。这些检查在进行之前,医院都会告知。

☆ 膀胱镜检查后需要注意什么?

答:膀胱镜检查后可能会出现尿频、尿急、尿痛、轻微血尿等不适。检查后尿道黏膜水肿可能导致尿痛或排尿困难,排尿时可能有轻微的灼热或疼痛的感觉,但一般较轻;也可能会看到轻微的血尿,尤其是进行了组织活检之后。为减轻以上不适,请您多喝水多排尿,这些症状在适当休息 1~3 天后一般都可缓解。如果上述症状持续,应及时就医。

☆ 护士为何在我右下腹壁做标记? 我需怎样配合?

答:①这是为您即将做的泌尿造口而设定的标记(图1-9),标记部位就是术后您的泌尿造口所在的部位。泌尿造口部位是影响造口护理难易程度的重要因素,术前做好评估,选出好的泌尿造口位置,可大大降低术后泌尿造口护理难度和泌尿造口并发症的发生。泌尿造口一般位于右下腹部,术前护士会为您在右下腹部选出最佳的泌尿造口位置。②在进行泌尿造口定位时,您需要穿宽松的衣服,平躺于床上,暴露腹部;在护士的指导下抬头看脚尖,在您看脚尖的过程中护士会为您探查腹直肌覆盖区域(泌尿造口经腹直肌开口穿出,可降低术后造口旁疝和脱垂的发生率);按照护士的吩咐配合采取卧位、坐位、站立位的姿势,让护士评估预定的泌尿造口位置是否合适。取坐位时宜坐于床旁,双脚自然下垂,双手将衣服上拉以方便护士观察您取该体位时腹部皮肤情况。取站立位

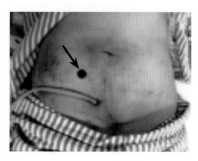

图 1-9　泌尿造口标识

时可前、后、左、右弯腰,必要时下蹲来查看初步拟定的泌尿造口位置是否合适;位置确定后护士会在该位置画上标记;在定位过程中,您可以大胆提出自己的意见,例如该位置是否妨碍您系腰带,是否妨碍您佩戴工作工具等。

☆ **腹壁画上标记后我还能洗澡吗? 一旦腹壁标记模糊我该怎么办?**

答:可以。腹壁上的标记是用不褪色的笔描画的,且有的还喷上皮肤保护膜或使用透明膜保护,一般不容易褪色,您可放心洗澡,但洗澡过程中注意不要大力擦洗该标记,一旦标记模糊要告诉护士给予重新描画,以免术中医生看不清标识。

☆ **明天就要手术,我还可以正常饮食吗?**

答:不可以,因为泌尿造口手术需截取一段回肠作为尿液输出的导管,这涉及肠道手术。在手术前清除肠道内的粪便,可减少肠腔内细菌从而防止术后切口感染,保障术后的康复。术前一天只能进食流质食物即米水或清汤,术前晚8点后就不能摄入任何食物及水。

☆ **为何术前需要口服泻药? 如何服用?**

答:术前口服泻药是对肠道进行清洁,也称为全肠道灌洗法,目的是减少肠道内的粪便,以便顺利进行手术及减少术后感染的机会。目前最为常用的口服泻药是恒康正清(复方聚乙二醇电解质散)及和爽(复方聚乙二醇电解质散)。①恒康正清的服用方法:取恒康正清1盒(内含 A、B、C 各 1 小包),将盒内各包药粉一并倒入带有刻度的杯(瓶)中,加温开水至1000ml,搅拌使完全溶解,即可服用。术前肠道清洁准备,用量3000~4000ml,首次服用600~1000ml,以后每隔10~15分钟服1次,每次250ml,直至全部服完。②和爽的服用方法:取和爽1袋,倒入带有刻度的量杯中,加温开水(30℃以下)调至2000ml,搅拌至完全溶解即可服用。首次服用500ml,之后每隔15分钟左右服用250ml,直至全部服完。③服用过程中请来回走动,顺时针轻揉腹部,以便促进肠蠕动。服药后1小时左右开始排便,直至排出清水样便。服药后肠蠕动加快,排便前可能会感到腹胀,如有严重腹胀或不适,可放慢服用速度或暂停服用,并告诉值班护士或主管护士,待症状缓解或消失后再服用。服药后无排便应告知护士,可能需按医嘱改为清洁灌肠。

☆ 为何术前需要进行清洁灌肠?

答:清洁灌肠是指将一定容量的液体由肛门经直肠灌入结肠,以帮助患者清洁肠道的方法。最终达到确保手术顺利进行和预防术后感染的目的。肠道清洁方法既可采用口服泻药,也可采用清洁灌肠进行。选用何种方式护士会根据医嘱来执行并告知患者。临床上一般会采用口服泻药的方式,只有口服泻药无效者才考虑清洁灌肠。

专家温馨提示

　　泌尿造口手术需要游离一段回肠来缝合,因此手术前需要清洁肠道,排清肠内的粪便。手术前1~2天便要开始避免高纤维食物,如瓜、豆、蔬菜、水果、麦皮等,至检查当天则只可进食流质食物如粥水、清汤等,并饮用由医生提供的泻药或清洁灌肠,将肠内粪便排清。术后何时恢复饮食要根据肠道功能的恢复情况而决定。

第四节　泌尿造口的功能

☆ 泌尿造口术后尿液颜色会发生改变吗?

答:会的。手术后,尿液会立即经输尿管由泌尿造口流出,由于术中创伤,术后2~3天内尿液常呈淡红色,之后逐渐恢复至淡黄色。因为泌尿造口手术只是将尿流进行了改道,并没有改变尿液的性质。

☆ 我能控制从泌尿造口排出的尿液吗?

答:不能。由于泌尿造口是缝合于腹壁上的,它没有括约肌控制尿液的排出,也没有膀胱储存尿液,故患者无法自主控制排尿。术后您既没有排尿的感觉,也不能控制它的排出,因此需要在泌尿造口的位置上,贴上造口袋以收集尿液(图 1-10)。

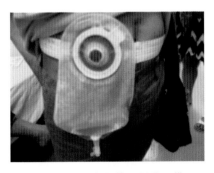

图 1-10　患者佩戴泌尿造口袋

☆ 为何会从泌尿造口排出鼻涕样的黏稠分泌物？这对身体有影响吗？

答：您的膀胱切除之后，医生切了一小段回肠来进行尿液的引流。您术后排出的尿液是流经这一小段回肠而排出的。虽然这段回肠被切离消化道，但血供和生理功能依然正常，因而会分泌出肠液，即鼻涕样的黏稠分泌物，您日常看到从泌尿造口排出的尿液中有像鼻涕样的黏稠分泌物是正常现象（图1-11）。这些分泌物就是回肠分泌的黏液，通常呈淡黄色或白色，不会对身体健康造成影响。

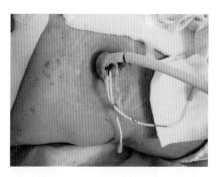

图 1-11　泌尿造口排出鼻涕样的黏稠分泌物

第一节　造口袋的选择

☆ 泌尿造口袋的种类有哪些？有何特点？

答: 目前国内可购买到的泌尿造口袋有一件式(图 2-1)和两件式(图 2-2)。

这两种类型的泌尿造口袋均具有防逆流的功能,可降低泌尿系感染风险。造口袋尾端为阀门设计,便于排放尿液,还可连接引流袋。造口袋依据制作材料又可分为透明和不透明造口袋,依据造口底盘边缘是否带有胶带粘边可分为粘贴胶带边缘和非粘贴胶带边缘的造口袋。依据底盘的形状分为凸面(图 2-3)和平面造口袋。

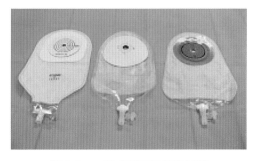

图 2-1　一件式平面泌尿造口袋

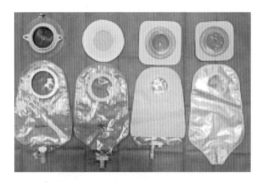

图 2-2 两件式平面泌尿造口袋

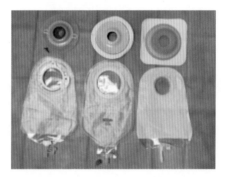

图 2-3 两件式凸面泌尿造口袋

☆ **一件式泌尿造口袋和两件式泌尿造口袋有何区别?**

答:一件式泌尿造口袋的造口袋和底盘不可分离(参见图 2-1),使用时直接将造口袋贴于腹壁,较为简便,价格比两件式的稍便宜,但粘贴后不可随意改变造口袋袋口的方向且造口袋一旦撕下不能再重复使用;两件式泌尿造口袋的造口袋和底盘可以分离(参见图 2-2),底盘粘贴于腹壁后再套上造口袋,可随意变换造口袋袋口的方向,造口袋可随时撤下进行清洗和更换,清洗干净晾干后可重复使用。底盘不可重复使用。

☆ **选择造口袋时应考虑哪些情况?**

答:选择造口袋时应考虑:①泌尿造口的大小:泌尿造口的形状多为圆形。有些造口袋底盘设置有固定大小的孔径,是不可以随意剪裁的;但有些造口袋底盘没有设置固定大小的孔径或设置的孔径很小,可随泌尿造口的大小和形状进行裁剪。②造口袋是否容易粘贴和揭除。③粘贴后是否舒适:造口袋不宜过重、过大及妨碍日常生活。④是否刺激皮肤或导致过敏:这是很重要的,如造口袋对皮肤产生刺激或导致过敏,便不应采用。⑤是否泄漏气味:佩戴的造口袋如无缝隙,24 小时内也不会觉得有异味排出,即不泄漏气味。⑥价格是否合理:价格的高低并不一定反映造口袋质量优劣,即使较昂贵的造口袋亦不一定有良好的效果。⑦一个适合自己的造口袋应该是价钱合理、使用方便、不会导致皮肤过敏及无气味泄漏。⑧试用某种造口袋时不宜购买过多,避免不适用时难以退货而浪费,同时经过小心选择,决定采用一种适合自己的造口袋后,一般不宜无故改用其他种类或品牌。

专家温馨提示

中国大陆目前销售造口产品的公司有多家,每家都有不同种类的造口袋,并且价格高低不一。造口产品不是越贵越好,对泌尿造口患者来说适合自己的才是最好的。

☆ 我该选择什么样的造口袋?

答:术后早期宜选择两件式透明泌尿造口袋(图 2-4),便于观察及清洁泌尿造口;后期随着泌尿造口排出的黏液减少,可根据自己的喜好选择一件式或两件式泌尿造口袋。如您的泌尿造口周围存在凹陷,宜选择凸面造口袋。通常造口治疗师或管床护士会根据您的情况给予建议,请在他们的指导下选择合适的造口用品。

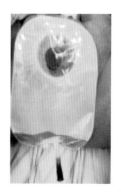

图 2-4　两件式透明泌尿造口袋

☆ 术后早期,我不想看到我的泌尿造口,可选用非透明的造口袋吗?

答:刚做完手术,您对您的泌尿造口暂时还不能接受适应,这是正常的心理过程,但是您需要克服心理障碍,尽快接受泌尿造口并且学会自我护理。术后早期如使用非透明的泌尿造口袋,护士每次对泌尿造口黏膜颜色和排泄物情况观察时必须将两件式造口袋揭除,增加工作量,且尿液随时会从泌尿造口排出,容易污染泌尿造口旁的伤口。因此,术后早期不宜使用非透明泌尿造口袋(图 2-5)。

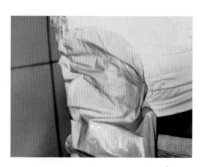

图 2-5　非透明泌尿造口袋

☆ 我可以选择非粘贴型泌尿造口袋吗?

答: 不宜使用非粘贴型泌尿造口袋(图 2-6)。非粘贴型泌尿造口袋虽然便宜,但是没有黏性,无防逆流设置,也不能隔离气味,尿液容易漏出且应用过程中患者身体上总是有尿味;很多人对非粘贴型泌尿造口袋的橡胶品过敏,接触久了,很容易出现皮肤问题(图 2-7)。使用非粘贴型泌尿造口袋,貌似可以节省费用,但因治疗皮肤并发症,反而会增加经济负担。

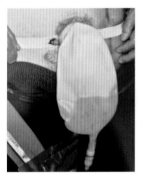

图 2-6　患者佩戴非粘贴型泌尿造口袋

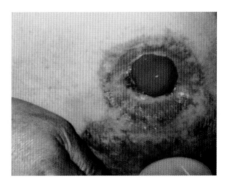

图 2-7　泌尿造口周围皮肤损伤

第二节　造口袋的清洁

☆ 佩戴过的造口袋可以重复使用吗?

答: 如果您佩戴一件式泌尿造口袋,则不可重复使用;如果为两件式泌尿口袋,底盘不可再重复使用,因为使用过的造口底盘黏性会降低,无法再稳妥粘贴;而配套的造口袋则可换下清洗晾干后继续使用直至出现破损。

☆ 佩戴过的两件式造口袋如何清洗？

答:造口袋主要用于收集尿液及其他分泌物,保持清洁即可。由于两件式泌尿造口袋的底盘与造口袋可以分离,因此可将造口袋同底盘分离后取下,直接用流动清水进行冲洗,冲洗时宜选择温和的清洗剂,如沐浴露或洗手液,不宜使用刺激性强的清洁剂,如洗衣粉等,以免损伤造口袋的薄膜,避免用开水或高温水清洗以免造口袋遇热变形老化,清洗后将造口袋置于通风阴凉处晾干,不可在阳光下暴晒。同时清洗过程中应注意检查泌尿造口袋抗反流功能是否完好,可模拟尿液流入造口袋的过程,将清水倒入造口袋,再将造口袋倒转,检查是否有逆流现象,若无水流出,则说明造口袋的抗反流功能完好(图2-8)。

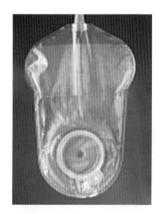

图 2-8   泌尿造口袋配置防逆流装置

第三节   造口护理附属产品及使用方法

☆ 造口护理附属产品有哪些?

答:为了防止泌尿造口袋的渗漏,延长造口袋的使用时间,保护泌尿造口周围皮肤或治疗泌尿造口周围皮肤并发症,市面推出了一系列造口附属产品以满足泌尿造口者的个性化需求,从而改善、提高泌尿造口者的生活质量。常见的造口护理附属产品包括:①皮肤保护粉(图2-9和图2-10);②皮肤保护膜(图2-11和图2-12);③防漏膏(图2-13);④防漏条(图2-14);⑤剥离剂(图2-15);⑥造口腰带(图2-16);⑦造口弹力腹带(图2-17);⑧剪刀(图2-18):裁剪造口底盘。

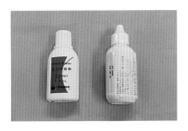

图2-9　皮肤保护粉(1)

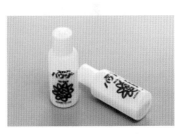

图2-10　皮肤保护粉(2)

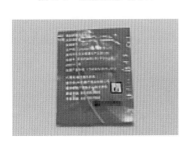

图2-11　片状皮肤保护膜

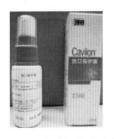

图2-12　皮肤保护膜喷剂

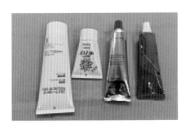

图2-13　皮肤防漏膏

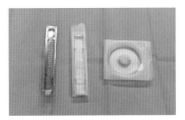

图2-14　皮肤防漏膏条

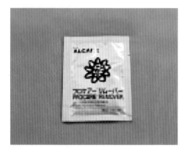

图 2-15 剥离剂

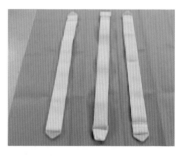

图 2-16 造口腰带

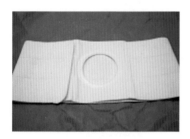

图 2-17 造口弹力腹带

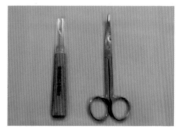

图 2-18 剪刀

☆ 皮肤保护粉有何作用? 如何使用?

答:①皮肤保护粉(参见图 2-9 和图 2-10):为水胶体粉剂,主要成分是羧甲基纤维素钠,可消除泌尿造口周围皮肤发红、瘙痒等症状,促进皮炎及浅表皮损愈合。②使用前先清洁泌尿造口周围皮肤,用柔软干毛巾或纸巾抹

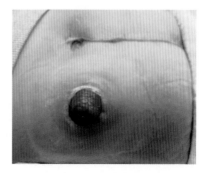

图 2-19 使用皮肤保护粉

干,喷洒皮肤保护粉(图 2-19)后使用柔软的纸巾将未固定的粉末抹去以免影响泌尿造口底盘粘贴的稳固性,外层最好再喷 1~2 层皮肤保护膜,待干后粘贴造口袋。

☆ 皮肤保护膜有何作用? 如何使用?

答:①皮肤保护膜(参见图 2-11 和图 2-12):分为含酒精和不含酒精两类,主要成分为异丙醇,可保护泌尿造口周围皮肤,阻隔分泌物、黏胶对泌尿造口周围皮肤造成的刺激。当泌尿造口周围皮肤有破损时,只能使用不含酒精的皮肤保护膜。②使用时先清洁并抹干泌尿造口周围皮肤,将皮肤保护膜直接喷洒在皮肤上(图 2-20),停留 15~30 秒钟待干,以保护泌尿造口周围皮肤避免尿液浸渍。当泌尿造口周围皮肤潮红或有皮肤破损时不能使用含有酒精成分的保护膜,可用不含酒精的保护膜,同时配合皮肤保护粉一起使用。

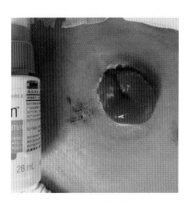

图 2-20 皮肤保护膜的使用

☆ 防漏膏有何作用? 如何使用?

答:①防漏膏(参见图 2-13)为膏状糊剂,易于成型、易于清除,可用作造口周围皮肤凹陷和皱褶部位的填充物,防止排泄物渗漏。②将适量的防漏膏填在泌尿造口周围皮肤凹陷和皱褶部位(图 2-21),也可直接在造口底盘开口边缘涂上薄薄一层即可(图 2-22),再粘贴造口袋。

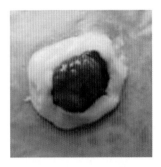

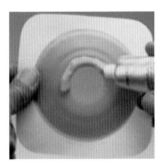

图 2-21   泌尿造口周围涂上防漏膏

图 2-22   造口底盘开口边缘涂上防漏膏

☆ **防漏条有何作用? 如何使用?**

答:①防漏条(参见图 2-14):呈条状,柔软有韧性,易塑形,不含酒精,用于填平造口周围皮肤的凹陷、皱褶、缝隙,防止渗漏。②将防漏条填在泌尿造口周围皮肤凹陷、皱褶或缝隙部位,使其平整,防止渗漏。

☆ **剥离剂有何作用?**

答:剥离剂(参见图 2-15):可以有效清除粘在皮肤上的残留护肤胶,尤其适用于皮肤容易受损者,减少因反复擦拭导致的皮肤损伤。但剥离剂对皮肤刺激性较大,一般情况下不需要使用,仅在造口底盘难以揭除或揭除造口底盘后残留黏胶较多难以清除时才使用。

☆ **造口腰带有何作用? 如何使用?**

答:①造口腰带(参见图 2-16):用于固定底盘,减少外力对底盘的影响,延长造口袋的使用寿命。②根据患者腹围将腰带调整到合适长度(参见图 1-10),避免过紧或过松。过紧会引起血液循环不良,阻碍呼吸,导致患者不适;过松则达不到固定泌尿造口底盘的目的。

☆ 造口弹力腹带有何作用? 佩戴造口弹力腹带应注意哪些问题?

答:①造口弹力腹带:患者佩戴在泌尿造口的腹部上起到加固造口袋承重和预防造口旁疝发生的作用。②佩戴造口弹力腹带时应注意:肠造口脱垂和旁疝者使用前,先让脱垂或造口旁疝疝出的肠管通过手法回纳,不能回纳者禁止使用。患者平躺休息,腹肌松弛,把造口袋从腹带的开口处拖出;把造口袋完整脱出使腹带从开口处压住造口底盘;两边用力牵拉,确保使腹带固定在腹部上;粘贴完成(图 2-23)。

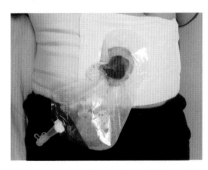

图 2-23 泌尿造口患者佩戴造口弹力腹带

☆ 造口腰带和造口弹力腹带弹性丧失了还可使用吗?

答:佩戴的造口腰带和造口弹力腹带要确保清洁、功能完好、有弹性,这些是至关重要的。如果造口腰带和造口弹力腹带的弹性完全丧失就不能再使用了,因为没有了弹性,佩戴会不舒适,固定效果差。最宜购买 2 条造口腰带或造口弹力腹带交替更换使用,保持清洁。一些使用造口腰带的患者也可利用废弃的造口腰带扣子,自己购买宽边橡皮筋来自行制作造口腰带,这也是可行且非常节省的做法。

☆ **我需要使用造口护理附属产品吗?**

答:造口护理附属产品并非造口护理的必备用品,泌尿造口者应根据自身的实际情况,如泌尿造口及其周围皮肤状况、经济能力、个人卫生习惯等在专业医护人员的指导下选购和使用造口附属产品,提高生活质量。

第四节 造口护理产品的获取及储存

☆ **如何购买造口产品?**

答:目前购买造口护理用品的途径主要有:①住院期间由造口治疗师或管床护士提供,费用直接纳入住院产生的费用中。②非住院患者:方法一是从医院的造口治疗门诊购买;方法二是从医疗用品店购买;方法三是从各厂家的销售点购买;方法四是自行网上购买。目前部分的造口袋可使用医保卡或公费医疗卡购买。但是,不同地区有差异性,造口袋进入医保目录的品种不同,报销的比例可能也有差异。您可以了解您所在地区的医保政策。造口护理附属产品多数是自费,个别医院的造口治疗门诊可购买。购买和使用时均要关注产品生产日期和使用有效期;检查两件式造口袋的造口底盘与造口袋是否匹配等。

☆ **造口用品应该如何保存?**

答:造口护理用品如保管不好将影响造口底盘的黏性和造口袋胶纸的质量。正确的储存方法是:①储存于干爽的地方;②不能放在较热(如车尾箱)或潮湿的环境(如洗澡房)中保存;③不能在阳光直射下保存;④不能放在冰箱等低温设施内保存;⑤严禁重物压迫造口护理用品;⑥不宜大批量购买长期存放。

☆ 造口护理产品使用有效期有标识吗? 间隔多长时间需购买一次?

答:①造口护理产品使用有有效期,在外包装上有标明。超过有效期,造口护理产品的性能会下降。因此,使用前需检查有效期。同时造口护理产品不可囤积过多以免浪费。②造口护理产品的购买间隔时间因人而异,一般预算使用量不够1个月时就要添置。

专家温馨提示

随着手术后的时间推移,泌尿造口患者的体型可能会发生改变。一旦体型发生改变,原来使用的造口产品型号也许不适合再使用而需要更改。因此,每次购买产品时不宜一次性购买过多。

第三章　泌尿造口护理须知

第一节　泌尿造口排泄物的管理

☆ 如何收集从泌尿造口排出的尿液？

答: 泌尿造口本身没有控制排泄的功能,您必须佩戴合适的泌尿造口袋,造口袋下端为排放阀,可用于控制尿液的排放。因为泌尿造口者丧失下尿路,较易发生逆行感染,所以预防泌尿系统感染是很重要的,通常泌尿造口袋都配置了抗反流装置,当体位改变或躺下时,尿液不会回流污染泌尿造口(参见图 2-8)。

☆ 何时需要排空造口袋？如何排放？

答: ①由于粘贴完好的造口袋具有密闭性,一旦袋内收集的尿液过多,会造成造口袋过度膨胀、重量过大,这不仅影响造口袋的黏性,缩短其使用寿命,而且会给泌尿造口者造成生理及心理的双重负担,因此需及时排空造口袋。一般尿液量达造口袋容积 1/3 时就应排空造口袋。②泌尿造口袋尾端为阀门设计,排尿时将阀门打开,将尾端对准便池、便盆或垃圾袋内即可。

☆ 为何晚上睡觉时需连接床边尿袋？

答: 晚上睡觉时为了保持泌尿造口袋内的尿液排空,避免反复多次起床排空尿袋而影响睡眠及泌尿造口袋过满而脱落，需将泌尿造口袋连接床边尿袋（图 3-1）。

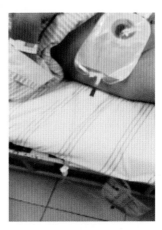

图 3-1 泌尿造口袋连接床边尿袋

☆ **连接床边尿袋时应注意哪些问题？**

答：选择的床边尿袋必须能与泌尿造口袋相连接，一般泌尿造口袋会配套延长管，最好将延长管与泌尿造口袋和床边尿袋连接起来，这样更有利于您在床上进行体位变换；床边尿袋宜选择较大容量的规格（如 2000ml），从而保证整个晚上从泌尿造口排出的尿液能被完全收集；连接完成后一定要将泌尿造口袋的开关打开，从而保证尿液能顺利流入床边尿袋；床边尿袋可固定于床缘，固定位置需保证不会影响您变换体位；解除连接前先将泌尿造口袋里的尿液排空至床边尿袋里；分离床边尿袋后及时将泌尿造口袋的开关关闭。床边尿袋一般每周更换 1 次，若破损则随时更换。

第二节 造口袋的更换

☆ **更换造口袋的最好时机？**

答：应根据您自身的情况，有计划地更换底盘，一旦造口底盘渗漏需立即更换，一般两件式泌尿造口底盘或一件式泌尿造口袋的使用期限为 3~5 天。宜选择刚起床还没有进食前更换,此时尿液排出较少,便于更换。

☆ **造口底盘的内圈颜色发白,需立刻更换吗?**

答: 不一定。由于泌尿造口流出的为尿液及回肠分泌的黏液,含有大量的水分,造口底盘靠近泌尿造口周围的部分吸收水分后会出现颜色改变,呈白色,这是正常的变化,并不代表出现尿液渗漏,所以不需要马上更换造口袋。起初造口底盘变白的范围较小,随着时间的推移,底盘吸收的水分越来越多,变白的范围逐渐向外扩大,如果出现底盘黏胶发白泡起,尿液渗漏到皮肤,才需要立即更换造口袋,因此您需要学会观察和辨别(图 3-2)。

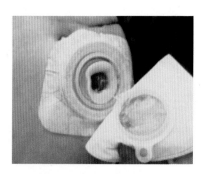

图 3-2　造口底盘内圈变白

☆ **更换造口袋前应准备哪些物品?**

答: 准备物品包括:一件式泌尿造口袋一只或两件式泌尿造口袋一套(造口袋和底盘)、剪刀、造口测量尺、笔、防漏膏、垃圾袋 2 个、柔软卫生纸或干毛巾(外出时可使用不含酒精成分的湿巾以方便操作)、清水、脸盆,必要时备皮肤保护粉、腰带等造口护理附属产品。

☆ **怎样更换造口袋?**

答: 更换泌尿造口袋的步骤:①揭除旧的两件式底盘(图

3-3)或一件式泌尿造口袋:剥离造口底盘黏胶时,一手按住皮肤,另一手慢慢从底盘两侧剥离,剥离顺序由上至下,底盘最低点最后剥离;②清洗泌尿造口周围皮肤(图3-4):清洁皮肤只需用清水。清洗时,用湿的纸巾擦拭泌尿造口周围皮肤(可稍微用力),擦拭时注意由外至内沿一个方向进行,不要来回擦拭;③抹干(图3-5):泌尿造口周围皮肤应选用柔软纸巾抹干,同样需由外至内沿一个方向进行,不要来回擦拭;④粘贴泌尿造口袋:粘贴前先测量泌尿造口的大小(图3-6),并在泌尿造口底盘上进行描画(图3-7);根据泌尿造口的大小和形状裁剪泌尿造口袋底盘(图3-8),将裁剪好的造口底盘粘贴于腹

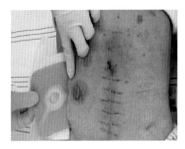

图 3-3　撕除旧的两件式底盘

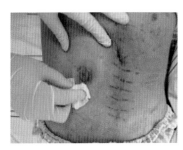

图 3-4　清洗泌尿造口周围皮肤

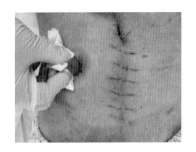

图 3-5　抹干泌尿造口周围皮肤

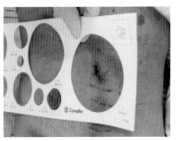

图 3-6　测量泌尿造口大小

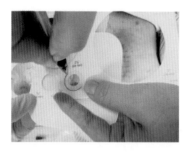

图 3-7　在造口底盘上进行描画

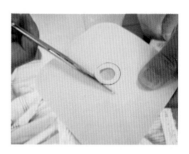

图 3-8　裁剪造口底盘

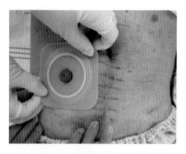

图 3-9　粘贴造口底盘

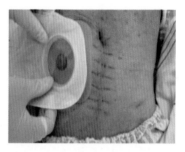

图 3-10　将造口袋安装于底盘上

壁的泌尿造口上(图 3-9),如果使用的是两件式泌尿造口袋,最后再将造口袋安装于底盘上(图 3-10)。

☆ 揭除泌尿造口底盘 / 一件式泌尿造口袋时需注意哪些问题?

答: 因尿液随时可能从泌尿造口排出,因此,揭除泌尿造口底盘 / 一件式泌尿造口袋前应将所有物品准备好,如泌尿造口水肿已经完全消退,可将底盘预先裁剪好;揭除泌尿造口底盘 / 一件式泌尿造口袋时,一手固定皮肤,另一手由上往下慢慢撕除泌尿造口底盘 / 造口袋(图 3-11),注意动作轻柔,避免损伤皮肤。遇到造口底盘黏胶粘贴在皮肤上难以取下时，不可强行剥离，可使用剥离剂剥除黏胶，或用清水将底盘边缘湿润后协助剥离；操作过程中注意观察尿液是否排出，若有排出可将草纸搓软后卷成条柱状塞住泌尿造口以吸收尿液；揭下的底盘应注意观察浸湿（泡白）的程度（图 3-12），如底盘与皮肤接触面泡白的范围达到 1/2 以上时，提示造口底盘使用的时间应适当缩短。

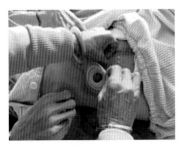 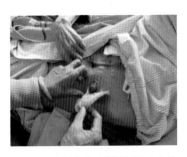

图 3-11　揭除造口底盘的手法　　图 3-12　观察底盘浸湿（泡白）的
　　　　　　　　　　　　　　　　　　　　　程度

☆ **揭除造口底盘会损伤皮肤吗？**

答：按照造口治疗师或临床护士教给您的方法进行正确的揭除一般是不会导致皮肤损伤的。揭除造口底盘时注意动作轻柔、由上而下，宜一只手按压皮肤，另一只手逐渐将造口底盘撕除（参见图 3-11）。

☆ **揭除下来的造口底盘／一件式造口袋可否立刻弃置？**

答：揭除下来的造口底盘／造口袋不要立刻丢弃，先要检查造口底盘的黏胶是否被腐蚀，造口底盘上是否沾有粪便。

如发现这些情况您需要增加造口底盘／一件式造口袋的更换频率或者考虑调整现有的造口底盘类型。

☆ 更换下来的造口袋该如何处置?

答:①最好将更换下来的造口底盘／造口袋用胶袋包扎妥当后弃置于垃圾桶内。②如造口袋里有尿液,应先将尿液倒入便池后再用胶袋包扎。③不能将使用过的造口底盘／造口袋直接丢入便池内冲走,因为造口底盘／造口袋的成分并非水溶性材料,以免堵塞便池。

☆ 如何清洁泌尿造口及其周围皮肤?

答:使用柔软的草纸(搓软)或湿纸巾(最好是具有清洁、润肤、保护三合一作用的成人洁肤巾)抹去泌尿造口上的黏液,然后使用擦手纸或纸巾(清水弄湿)或成人洁肤巾擦拭泌尿造口周围皮肤,抹洗顺序应由外到内,动作轻柔,以清洗干净为宜。清洁也可以选择在沐浴时进行,直接用花洒冲洗干净泌尿造口及其周围皮肤。沐浴时可使用沐浴露或温和的肥皂如婴儿用肥皂来进行清洁,但含有太多香料或消毒剂的肥皂不宜使用。同时注意必须将泌尿造口周围皮肤残留的黏胶或防漏膏等清洗干净,否则将导致新的底盘无法与皮肤完全粘贴稳妥。

☆ 泌尿造口及其周围皮肤需要使用消毒液消毒吗?

答:泌尿造口周围皮肤不需要使用消毒药水来清洁,只要用擦手纸／柔韧的纸巾(清水弄湿)或成人洁肤巾来清洗即可。大多数消毒药水会使泌尿造口周围皮肤过于干燥而容易受损。

☆ 更换造口袋时我怎样才能看清楚造口及其周围皮肤?

答:更换造口袋时宜选择站立或坐位进行,将衣服拉起并用夹子夹紧,充分暴露泌尿造口,必要时可借助镜子帮助自己看清楚泌尿造口及其周围皮肤情况。

☆ 为何需要测量泌尿造口的大小?

答:测量泌尿造口的大小,目的是正确裁剪造口底盘开口。理想的造口底盘开口应比泌尿造口尺寸大 1~2mm。造口底盘开口的裁剪不可过大或过小,过大会导致泌尿造口周围暴露的皮肤过多,皮肤缺乏底盘保护,受尿液浸渍刺激会发生皮炎,过小则紧逼泌尿造口,影响血液循环。

☆ 如何测量泌尿造口的大小? 每次更换泌尿造口袋均需测量吗?

答:①如果泌尿造口呈圆形,可直接使用肠造口测量尺测量泌尿造口大小;也可使用透明膜画出泌尿造口的形状,再按形状裁剪。如果泌尿造口非圆形,宜使用透明膜画出泌尿造口的形状,再按形状裁剪。②不需要每次更换泌尿造口袋都测量泌尿造口的大小。术后早期泌尿造口常出现水肿,表现为肿胀和紧绷,随着水肿逐渐消退,泌尿造口也逐渐变小,通常术后 6~8 周水肿会完全消退。因此在术后 6~8 周内,由于泌尿造口在不断缩小,所以每次更换造口袋时都要测量它的大小;而在术后 6~8 周后,泌尿造口水肿消退,大小基本固定,则不再需要测量。

专家温馨提示

　　泌尿造口患者需要依照泌尿造口的形状或大小的改变,裁剪出一个合适的造口袋,以真正做到密不透风。造口袋的底盘上一般都设计有刻度,方便泌尿造口患者根据泌尿造口的大小裁剪适合的开口。

☆ **怎样才能避免将一件式泌尿造口袋剪破?**

　　答:由于一件式泌尿造口袋的底盘和袋是连在一起的,因此在裁剪底盘时容易剪破造口袋,为避免这类情况发生,裁剪底盘前可先用手指将造口袋向外顶出或拉出(图 3-13),使其远离底盘位置,从而有效避免剪破造口袋。

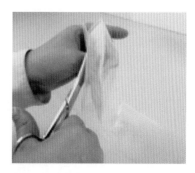

图 3-13　避免一件式造口袋被剪破

☆ **造口底盘裁剪过大,怎么办?**

　　答:裁剪造口底盘时宁小不可大。不够大,可以慢慢修剪到合适的大小。若裁剪大了,泌尿造口周围皮肤会暴露过多,容易出现皮肤问题。因此,按照测量结果进行裁剪非常重要。造口底盘一旦裁剪过大不要丢掉,可以在泌尿造口周围可能暴露的皮肤上贴上 1 小块水胶体敷料或者造口底盘材质的保护胶。

☆ **粘贴造口袋前需要敞开 1~2 小时让皮肤有间歇期吗？**

答:不需要,由于尿液会不断从造口处排出,若敞开时间过久,皮肤长时间受到尿液浸渍刺激,可能会发生皮炎,同时泌尿造口袋底盘的皮肤适应性较好,对皮肤具有保护作用,故无须敞开太久。

☆ **为何粘贴新的造口袋前需要保持造口周围皮肤干爽？**

答:因为皮肤上残留的水分会影响造口底盘的黏性,因此在粘贴新的造口袋前需抹干皮肤,保持泌尿造口周围皮肤干爽,这会增加造口底盘粘贴的牢固性。

☆ **粘贴泌尿造口底盘 / 一件式泌尿造口袋时应注意哪些问题？**

答:首先保证泌尿造口周围皮肤干爽,然后将皮肤撑开,从下往上粘贴泌尿造口底盘 / 一件式泌尿造口袋,如泌尿造口周围局部有凹陷,需要使用防漏条或底盘材质的补片将凹陷区域填平(在造口治疗师或临床护士的指导下);粘贴完毕后抚平底盘,让底盘与泌尿造口皮肤完全粘合,并在这 30 分钟内避免做剧烈运动。最好佩戴造口腰带以增强底盘黏附力。

☆ **泌尿造口袋的开口如何密封？**

答:泌尿造口袋的尾端为阀门设计,每个厂家的设计都会有差异,如是活塞型可直接将活塞塞入阀门即可密封造口袋,如是旋转式的需按指引箭头旋转才能关闭。

☆ 为何更换造口底盘 / 一件式泌尿造口袋时需检查? 主要的检查内容有哪些?

答:①每次更换造口袋时要对泌尿造口及其周围皮肤进行检查,以便及时发现泌尿造口及其周围皮肤是否出现并发症并及时处理,避免问题恶化。②检查内容包括泌尿造口的颜色、大小、黏膜与皮肤贴合情况(完整或分离)、泌尿造口周围皮肤有无过敏、水疱、破损、结晶体等。如果您发现有问题或异常,需要及时就诊。

☆ 粘贴着的一件式泌尿造口袋 / 造口底盘频频渗漏,怎么办?

答:正常情况下,佩戴一件式泌尿造口袋 / 造口底盘在合理更换期间内更换是不会发生渗漏的。一旦粘贴的造口袋发生频频渗漏,先自我检查是否在更换新的造口袋前将泌尿造口周围皮肤残留的防漏膏或底盘黏胶清除干净,如是此原因只要将泌尿造口周围皮肤清洁干净就能缓解;另外还要分析是否因更换了不同型号的造口袋才出现此情况,如是此原因先更换回原来使用的产品,若还不好转,应回院检查;注意检查泌尿造口周围皮肤是否已经破损,如皮肤已经破损,应及时回院处理。导致造口袋渗漏的原因有很多,若无法自行解决,应尽快回院就诊。

☆ 术后我能自己护理泌尿造口吗?

答:泌尿造口护理并非复杂,只要您的身体条件许可,即在体力、视力和手的操作能力允许的情况下,可通过造口治疗师或临床护士的示范、讲解和指导来快速掌握泌尿造口护理技巧。您能自我护理泌尿造口会对您手术后尽快回归社会、提高生活质量起到很关键的作用。

☆ 什么是 ARC 造口袋更换流程?

答:ARC(即 apply 佩戴,remove 揭除,check 检查)造口袋更换流程(图 3-14),是为了预防和减少肠造口周围皮肤问题的发生建立的一个标准的造口产品更换流程。强调在更换造口袋时,在揭除造口袋后,应快速检查底盘的黏胶层有无腐蚀和底盘覆盖下的皮肤是否正常。合理运用 ARC 流程可以帮助肠造口朋友们掌握正确的造口袋更换频率。

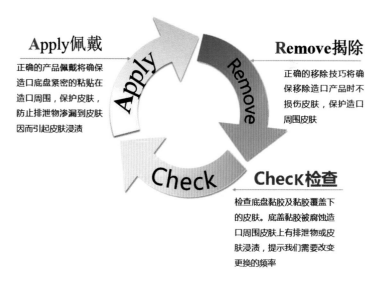

Apply佩戴

正确的产品佩戴将确保造口底盘紧密的粘贴在造口周围,保护皮肤,防止排泄物渗漏到皮肤因而引起皮肤浸渍

Remove揭除

正确的移除技巧将确保移除造口产品时不损伤皮肤,保护造口周围皮肤

Check检查

检查底盘黏胶及黏胶覆盖下的皮肤。底盖黏胶被腐蚀造口周围皮肤上有排泄物或皮肤浸渍,提示我们需要改变更换的频率

图 3-14　ARC 流程图

第四章　日常生活须知

第一节　饮食须知

☆ 泌尿造口术后多久可以吃东西?

答:您行泌尿造口手术时因切除了部分肠道形成腹部的造口,加上手术麻醉的作用,可能造成肠麻痹,胃肠蠕动不好。如果过早进食,胃肠道不能完成正常的消化吸收功能,容易造成腹胀等不适,且影响肠道吻合口的愈合。因此只有当肠道恢复正常蠕动功能,肠道通畅后才能进食。一般来说,当肛门有气体排出时,即表示肠道已恢复蠕动功能,可从易消化的流质饮食开始进食。

☆ 肠道功能恢复后,应如何安排饮食?

答:术后肛门已有气体排出,表示肠道已恢复蠕动,可以开始进食。但是此时的肠道功能尚未达到手术前的正常水平,因此在安排饮食摄入时应循序渐进,给予肠道适应与恢复的时间。饮食要从流质逐渐过渡到半流质,最后恢复普通饮食。流质饮食是指食物呈流质状态,全无渣滓,易于吞咽和消化,常见的流质食物有米汤、肉汤、果汁露、鲜橘汁等。半流质饮食是一种介于软饭与流质之间的饮食,比软饭更易咀嚼和便于消化,纤维质的含量极少,而且含有足够的蛋白质和热能,常见的半流质食物有稀饭、汤粉面、馄饨、肉末、菜泥等。

☆ **饮食上需要注意哪些问题？**

答：泌尿造口手术后，饮食不需做特别改变，均衡饮食就好，平时注意多喝水，多吃新鲜蔬菜水果，补充维生素 C 以提高尿液酸性，减少感染机会；某些食物如芦笋、洋葱及咖喱会增加尿液的异味，每日饮水量 8~10 杯（1500~2000ml）、红莓汁、非咖啡因饮料等可帮助减少异味。

☆ **为了避免经常排放造口袋的尿液，可减少饮水吗？**

答：黄先生便是这样一位泌尿造口者的例子。他是一位仍投身工作与社会活动的中年泌尿造口者，由于泌尿造口无法控制尿液，不断有尿液排出，黄先生觉得这种状况影响到了自己的社会活动，后来他自认为找到一个很好的避免频繁排放造口袋中尿液的方法，那就是减少水分摄入。其实增加液体水分的摄入，对于维持健康的肾脏有非常重要的作用。饮水少，尿量减少，会使盐类和有机物质浓度增高，不利于排泄物的排出。由于泌尿造口缺乏对尿液的控制，也无抗反流机制，如果水分摄入减少，自然的冲刷作用减弱，可增加泌尿系统感染的危险性。因而，每日的饮水量应有 1500~2000ml，稀释的尿液还可减少对泌尿造口周围皮肤的刺激与损伤。故切不可为了避免经常需要排放造口袋中的尿液，而减少饮水。

专家温馨提示

　泌尿造口手术后患者如没有发生肠瘘、梗阻等并发症，一般术后 3 天左右待肛门排气后就可以恢复饮食，但需循序渐进。泌尿造口术后应多关注尿液排泄的量和颜色,一旦发生异常应及时就医。

第二节 运动须知

☆ 我还能像手术前一样做些喜爱的运动吗?

答:可以。泌尿造口不会阻碍锻炼和运动,适当的锻炼与运动有利于增强身体素质与抵抗力,让您适当放松,身心舒畅,故而建议您可以逐渐增加运动量。您可以根据术前的爱好及身体的耐受力,选择一些力所能及的运动。范先生因膀胱癌行泌尿造口术,手术前他特别喜爱篮球运动,空闲时间常常与朋友一起进行篮球友谊赛,运动也不算激烈。但是泌尿造口术后,他在权衡这项运动爱好与泌尿造口保护两者之间的选择时,既不想损伤泌尿造口,也不想放弃自己的运动爱好,因此十分困扰。原则上来说,我们是不建议泌尿造口朋友进行此类易碰撞的运动,因为泌尿造口是由肠管做成,缺乏神经末梢的感觉功能,如同嘴唇黏膜一样容易破损出血。但是对于像范先生这样特别爱好此类运动的泌尿造口朋友,可偶尔参与。但是在进行此类运动时,必须在运动前做好泌尿造口的防护工作,如佩戴自制的泌尿造口护罩。

☆ 进行户外运动时需注意哪些问题?

答:进行户外运动时,宜先排空造口袋,避免运动过程中出现造口袋脱落等紧急情况。外出运动时,最好随身携带一套可换洗的衣服及造口护理用品,以防因泌尿造口袋渗漏而出现尴尬。运动结束后注意检查造口袋是否发生渗漏。运动种类繁多,但是尽量要选择对造口伤害危险性小的运动,如打太极拳、散步、体操、游泳、跑步、练气功、乒乓球、桌球、保龄球、自行车、远足旅行等,其中最简单的锻炼方法为散步,这可以改善血液循环,促进新陈代谢,提高机体免疫力。由于部分运动方式为贴身运动,某些球类运动或有轻微碰撞的运动,存在损伤造口的危险,因而应尽量避免此类运动,如摔跤、篮球、足球、壁球等。另外部分运动会增加腹部压力,增加造口旁疝发生的危险性,如举重,也应避免选择此类运动方式。进行一些可能引起泌尿造口受伤的运动(如打排球、篮球)前要先做好防护。

☆ 游泳时需注意哪些问题?

答:泌尿造口手术后,如您的伤口完全愈合,身体恢复良好就可以进行游泳。目前国内尚无泌尿造口患者专用的泳衣,您只能选择普通的泳衣,选择的泳衣宜将造口袋遮住,泳衣颜色上您不宜选择白色透明的,这类色泽的布料浸湿后易显现造口袋的外形。注意游泳时间勿太久,以免过度疲劳。

专家温馨提示

泌尿造口患者外出活动时也许会发生造口袋渗漏的尴尬情况,因此,泌尿造口患者的护理用品及造口袋必须随身携带,以便随时应急使用。

第三节　沐浴、睡眠与衣着

☆ 我可以洗澡吗？洗澡的方式有哪些？

答： ①术后体力恢复，伤口愈合后是可以沐浴的。因为您已然清楚泌尿造口并非伤口，故无须担心因为沐浴引发感染的问题。正常情况下，肠管本身有向外蠕动的功能，因而也不必担心水分会经过造口反流，引发肾脏感染的问题。无论是佩戴造口袋还是揭除造口袋，均能像手术前一样轻轻松松地沐浴。②根据您沐浴当日是否需要更换造口袋，有两种沐浴方式可供选择。您既可佩戴着造口袋进行沐浴，也可在撕除造口底盘／一件式泌尿造口袋后进行。如果您沐浴当日正好需要更换新的造口袋，则可将旧的造口袋从皮肤剥离后直接进行沐浴，这样与手术前的沐浴方式无异，待沐浴结束后再抹干泌尿造口周围皮肤，粘贴新的或干净的造口袋即可。如果您沐浴当日无须更换新的造口袋，则可直接佩戴着造口袋进行沐浴。应注意在沐浴前先将造口袋排空，并配合使用塑料胶袋将造口袋套好（图 4-1）。沐浴后用柔软的毛巾或纸巾将造口袋外层的水珠抹干。若使用的是两件式造口袋，还可在沐浴后直接更换另一干净造口袋。

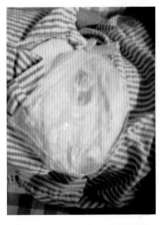

图 4-1　沐浴前塑料胶带套住造口袋

☆ 洗澡时需要注意哪些问题?

答:沐浴时注意水温勿过高,水压勿过大,避免将花洒喷头直接对着造口冲洗,以免损伤泌尿造口肠黏膜。避免使用酒精、碘酒等刺激性液体或碱性肥皂清洗泌尿造口周围皮肤,以免引起造口周围皮肤过于干燥。尽量选用弱酸性的沐浴露或清水进行沐浴。沐浴方法建议淋浴,避免洗盆浴。

☆ 泌尿造口术后我的坐姿、睡姿与手术前有什么不同吗?

答:会有不同,泌尿造口术后取坐位时应避免过度弯腰,睡眠时应注意睡姿,尽量取平卧或右侧卧位,不可采用俯卧位,避免压迫泌尿造口。站立状态下,避免提举重物,引发腹部张力增大,而导致泌尿造口周围疝气的发生。

☆ 泌尿造口患者最宜采取哪种姿势起床? 为什么?

答:起床的时候,应尽量减少腹部压力,避免毫无支撑的情况下突然腹部用力坐起或起床。宜先转身到右侧卧位借助右肘关节用力起床,并用手按住泌尿造口部位以减轻对泌尿造口局部的压力(图 4-2),防止泌尿造口旁疝和脱垂的发生。

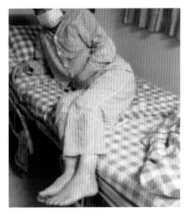

图 4-2 起床适宜姿势

☆ 我的衣服需要特别制作吗?

答:不需要特别制作。穿着衣服的原则就是让自己身心舒适,同时注意避免穿紧身衣裤即可。不少泌尿造口者会担心别人观察到自己挂有造口袋,故刻意穿着松身宽大衣物,以求达到掩饰泌尿造口与造口袋的目的,限制了服装种类的选择,也因此失去了很多让自己漂亮着装的机会。实际上,只要能定时清理造口袋令它不鼓胀起来,穿着平时的衣物足以遮盖小小的造口袋,旁人是难以知悉的。但衣物选择时应尽量避免紧身衣裤(裙),腰带也不宜扎在泌尿造口上,以免摩擦或压迫泌尿造口,影响泌尿造口的血液循环。因此,宜选择高腰、宽松舒适的衣裤或背带裤。

第四节 工作与社交

☆ 我仍然可以工作吗?

答:造口袋只是协助收集尿液的工具,并不是身体的负累。当您的原发病得到治疗、身体体力完全恢复后便可以回归到以前的工作中去。因为泌尿造口本身并不影响工作,有的泌尿造口患者术后十余年,一直照样工作,而周围的同事都不知道他是一位造口患者。但是工作选择时应注意避免从事如搬运、建筑等重体力劳动,尤其是术后第一年,应避免举重或提重物。因为提举重物,会增加腹部压力,容易引发泌尿造口周围疝气等并发症。同时工作时应注意劳逸结合,定时喝水与排放造口袋内尿液,避免过度投入工作而废寝忘食。增强抵抗力,避免熬夜。

☆ **我仍然可以参加娱乐活动吗? 活动时应注意哪些问题?**

答:可以参加娱乐活动,只要体力允许,应积极参加一般的社会娱乐活动,多与他人沟通交往。参加娱乐活动时,需备带湿纸巾及一个造口袋,这样即使出现渗漏,前往任何一个有盥洗设备的厕所便可清理及更换。宜多参加造口患者联谊活动,在活动中您既能与泌尿造口老朋友相见,也会认识很多新的泌尿造口朋友,与众多泌尿造口者一起交流、娱乐,可减少孤独感,同时您也可与其他造口患者共同分享泌尿造口护理的经验和体会。

☆ **我外出时需随身携带哪些用物?**

答:外出时,需要根据外出时间随身携带足够的造口袋和底盘。另外,您平时可以准备一套外出时可以随时带上的物品,即平时更换造口袋所需的用物,方便您外出时带上,从而避免您外出临时收拾时有遗漏。

☆ **外出时,我可以事先准备裁剪好的造口袋吗?**

答:在泌尿造口术后初期,由于泌尿造口大小会有变化,并不宜事先裁剪好造口袋,一般都是更换时根据测量的泌尿造口大小裁剪造口袋底盘比较合适。当您的泌尿造口大小不再改变(一般 6~8 周后),可以事先准备裁剪好的造口袋,以方便使用。

☆ **可以旅行吗? 旅行时应注意哪些问题?**

答:可以。泌尿造口不会妨碍旅游,无论坐船、飞机、火车,对您均不会有影响,但在旅行中要注意备足整个旅途所需的造口袋及清理泌尿造口的物品,注意留取一部分用品随身携带以便随时更换,避免旅途当中需要更换造口袋时,无法获得泌尿造口产品而影响旅途心情。在出发前,最好先了解旅行地的造口护理产品购置地点,以及是否有造口治疗师可处理泌尿造口的突发问题。到国外旅行时注意饮食卫生,尽量不改变饮食习惯。最好能用当地语言,在纸上写明造口用具的用途,贴在盛装造口用品的容器外,避免海关做不必要的查问而引起尴尬。

第五节　性　生　活

☆ 我可以过性生活吗?

答:可以。性行为是人的正常生理活动。原则上,术后体力恢复即可尝试恢复性生活。但是由于泌尿造口手术涉及泌尿生殖系,或多或少会对性功能产生影响。宜与专科医生进行沟通,了解手术对性功能的影响。恢复性生活应循序渐进,和谐进行。性生活前应排空造口袋。

☆ 性生活对身体有害吗? 对性伴侣有影响吗?

答:性行为是正常的生理活动。所以,泌尿造口手术后,性行为是不会对身体有损害的。同时,在生理上对性伴侣也是没有影响的。

☆ 性生活时注意哪些问题?

答:手术初期,生理和心理尚未完全康复和适应,不能操之过急。一般手术后3个月,生理痊愈,心理调节也进入正轨,此时即可开始性生活,但要注意:①学会营造浪漫的气氛,女性可使用少许香水,偶尔安排外宿,常会有强烈的感受和意想不到的效果;②不要把所有注意力都放在泌尿造口上,互相爱抚、欣赏,尽情享受性生活的乐趣;③术后3个月伤口愈合后可进行性生活,性生活之前应注意检查底盘的密闭性,排空或更换造口袋,选择肉色或迷你型造口袋,减少对配偶的刺激,也可用腹带约束覆盖泌尿造口处,这样既可预防造口袋脱落,又可使患者有安全感;④在性交过程中可尝试各种不同的姿势,以选择最舒适、最合适的方式,原则是不直接压迫泌尿造口,一般性交时泌尿造口者宜位于上方或侧卧,女性可使用润滑剂,采用在上位的姿势,以减轻阴茎对阴道后壁的撞击痛。

☆ 性生活存在障碍,怎么办?

答:吴女士是一位做了泌尿造口术2年的泌尿造口患者,身体恢复后,尝试与配偶逐渐恢复性生活。但是她非常担心其丈夫接触泌尿造口的不良反应,其丈夫也害怕损伤妻子的泌尿造口,因而,吴女士术后的性生活存在障碍。由于泌尿造口手术涉及泌尿生殖系,这或多或少会对性功能产生影响。如果您对于性生活存在困扰,需与专科医生或造口治疗师进行沟通,了解手术对性功能的影响,或者通过他们的帮忙和已经有造口的患者交谈并分享其经验,寻求帮助。

☆ 泌尿造口手术后,阴茎不能勃起,是何原因?

答:手术后阴茎不能勃起或对性刺激失去反应,其中原因很多,包括生理、心理及两者共同的因素。

1. **生理方面** 手术对性功能的影响,切除神经丛或割扎血管等都会影响性功能,有时腹盆腔放射治疗或药物治疗也会造成某种程度上的阳痿。

2. **心理方面**　手术前与伴侣的感情关系。如与伴侣在手术前已不和睦,泌尿造口便成为不愿意行房的借口;有些泌尿肠造口者手术后过于自卑,愚昧地认为自己是残缺的;对性行为有错误的认识,如个别患者认为性行为会对手术后身体的健康有影响,或认为在性行为中会传染肿瘤给性伴侣;对性行为表现太急切,如男性泌尿造口者在手术后过于急切表现自己的性功能已经恢复到手术前的状况,往往会导致不能勃起的情况。

鉴于上述众多因素,如在手术后发生性生活上疑难,首先应排除心理上的压力及不正确的推论,然后咨询相关的医疗专家。

其实,夫妻在性生活方面的和谐,是有赖于互相的谅解和关怀,而不单是在性交上的表现。

专家温馨提示

"性"作为人类日常生活中重要的一部分,不仅有着繁衍子孙、传宗接代的作用,而且还会影响个体自我形象、自尊、自信。虽然"性"是个私密的话题,但出现"性"问题后,不必沉默,勇敢地寻求专业人士的帮助是有利而无害的。

☆ **泌尿造口术后我可以怀孕吗? 怀孕时应注意哪些问题?**

答:对于育龄期的泌尿造口者,泌尿造口术并不影响您的怀孕与分娩。妊娠的中后期,要注意因子宫膨大而带来的对泌尿造口及其周围腹壁的压迫,特别是妊娠后期需严密观察泌尿造口的颜色、有无水肿等,如有问题,应尽快就诊。婴儿经阴道或剖腹分娩,需要特别的产科护理,如需剖宫产,则最好请胃肠外科的医生协助,以防盆腔粘连,影响剖宫产。一般而言,您可以正常哺乳。

第五章　常见问题应对

第一节　泌尿造口常见问题及应对

☆ 碰触我的泌尿造口，为何无痛感？

答：泌尿造口没有神经末梢支配，因此当其排出尿液时或触摸泌尿造口时，您是不会感觉到疼痛的，也正是这样，有时泌尿造口受到损伤后但患者还不知道。

☆ 如果泌尿造口的颜色变黑，怎么办？

答：正常的泌尿造口黏膜为鲜红色、湿润、有光泽，如果颜色变紫色提示泌尿造口供血可能不足，如果已经变黑提示泌尿造口严重供血不足并可能会发生坏死（图5-1）。住院期间发生，医生、造口治疗师或管床护士会及时给予处理的。出院后，也要注意观察泌尿造口的情况，若是出院后发生泌尿造口黏膜坏死，应该立即回院诊治。常由于造口底盘裁剪过小或坚硬、泌尿造口脱垂经常摩擦所致。一旦发生，

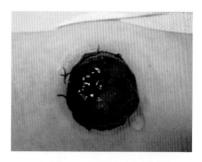

图5-1　泌尿造口局部缺血

应选择柔软且顺应性好的一件式透明的泌尿造口袋,正确裁剪,密切观察并及时返院诊治。泌尿造口缺血坏死时不宜使用两件式造口袋,因为两件式造口袋的底盘扣环会压迫泌尿造口周围皮肤表面的微血管,影响血供。

☆ **清洁泌尿造口时造口出血,怎么办?**

答:泌尿造口为肠黏膜,清洗时使用的纸巾、毛巾质地粗糙,清洗时用力过大,造口底盘裁剪过小等原因,均可能导致泌尿造口黏膜出血。发生少量渗血后使用柔软的干纸巾或毛巾稍加压迫即可止血,若您备有皮肤保护粉时,可在渗血部位喷洒少量的皮肤保护粉后再按压,可达到更好的止血效果。若发现出血量多且无法用上述方法止血时,需立即就医处理。

☆ **起床后我的造口变得越来越长,该怎么办?**

答:如您发现泌尿造口向外突出且越来越长,可能是出现了脱垂(图 5-2)。泌尿造口脱垂主要与长期腹压增加有关。脱垂可引起水肿、出血、溃疡或缺血坏死等问题。处理重点在于避免腹压增大、保护泌尿造口,一旦发现泌尿造口脱垂应尽快回院处理。同时应注意保持大便通畅,预防感冒,有咳嗽不适时及时就医;起床时先侧身至一侧,用手支撑床面,避免腹部用力;选择底盘柔软的一件式泌尿造口袋,造口袋内可涂润滑油以减少对脱垂肠管的摩擦。一旦发现脱

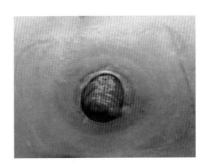

图 5-2 泌尿造口脱垂

垂的肠管不能回纳,有变黑等缺血征兆或情况加重时,应及时就诊。

☆ 泌尿造口黏膜上有小结节一碰就容易出血,怎么办?

答:泌尿造口黏膜上出现的小结节为肉芽肿(图5-3),这是一种良性组织,常发生于泌尿造口黏膜与皮肤接触处。发生此种情况多是由于缝线、底盘过硬或是底盘裁剪过小刺激所导致的。发现此情况,不需急诊,空闲时回院找造口治疗师或医生处理即可。

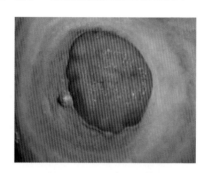

图 5-3 泌尿造口肉芽肿

☆ 泌尿造口手术对我身体的其他方面有影响吗?

答:泌尿造口手术是针对您身体方面的疾病而采取的一种治疗方法,主要目的是治疗疾病,除了外形上和性生活上有了一点小小的改变外,一般不会对您身体的其他方面产生影响。针对外形上的改变,您可以将它视为您身体的一部分,就像胎记、痣,是一种自然的存在,这样您就能很好地接受它,爱护它,继而与它和谐相处。关于性生活方面的改变,我们发现有些患者门诊随访过程中提及泌尿造口术后,性生活受到了影响,这是极有可能发生的,因为在行造口手术过程中可能会损伤盆腔神经,导致性冲动传导障碍,而有些生殖器转移的患者还会进行生殖器官的切除。

第二节 泌尿造口周围问题

☆ 粘贴底盘的皮肤发痒和发红,怎么办?

答:您可能对使用的造口底盘产生过敏反应,泌尿造口周围皮肤发生接触性皮炎(图5-4),这种情况可自行尝试购买抗过敏的药膏外涂于泌尿造口周围发红的皮肤,外涂约10分钟后,再使用清水清洗干净皮肤,并更换同一厂

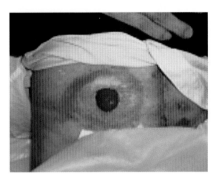

图5-4 过敏性皮炎

家不同系列的产品或不同厂家的产品并观察症状能否逐渐缓解。如不缓解,宜找皮肤科医生进一步诊治,造口治疗师或护士可能会给您进行斑贴试验。

☆ 什么是斑贴试验?

答:斑贴试验是诊断外源性变应原的特异性检查方法,是诊断接触性皮炎的最简单可靠的方法。试验方法为在患者腹壁粘贴一小块需要使用的造口护理产品,24小时和48小时后分别评估1次,评估患者皮肤是否有红、肿、痒、烧灼感或其他过敏反应表现。虽然身体背部也可以进行测试,但腹壁皮肤的温度、厚度和造口产品接触部位的皮肤性质相似,因此,腹部更适宜作为试验部位。

☆ 泌尿造口周围皮肤疼痛、发红、出现损伤，怎么办？

答: 泌尿造口周围皮肤疼痛、发红、破损，可能是出现了刺激性皮炎(图5-5)，多因皮肤受到泌尿造口的尿液刺激而引起。发生此情况，宜尽快回院找造口治疗师或医生处理，否则受损的皮肤难以愈合甚至会加重。

☆ 泌尿造口周围皮肤出现疣状小结节，怎么办？

答: 泌尿造口周围皮肤出现的疣状小结节(图5-6)可能为增生，通常是在潮湿环境下引起的，造口底盘裁剪过大时，泌尿造口周围皮肤长期浸泡在尿液中，皮肤会出现发红、溃疡、疼痛等问题，长时间不予处理，则会形成湿疣状的皮肤组织增生。发生这种情况宜尽快回院找造口治疗师进行进一步的确诊并给予恰当处理。一般处理得当，增生很快就能消退。

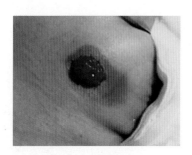

图 5-5　刺激性皮炎

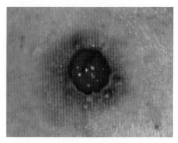

图 5-6　增生

☆ 泌尿造口和(或)其周围皮肤会出现白色结晶，如何预防和处理？

答: 泌尿造口或周围皮肤出现的白色结晶(图5-7)，为尿酸结晶,是泌尿造口特有的并发症。由于受感染或碱性尿液的影响,细菌将尿素转变为晶体粘附在造口或周围皮肤。粘附在泌尿造口或泌尿造口周围皮肤上的白色粉末状晶体受摩擦容易导致泌尿造口渗血。尿酸结晶可用稀释的醋酸液(5%醋酸或白醋和

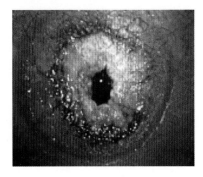

图 5-7 尿酸结晶

清水按 1:3 容积比例稀释)局部湿敷约 20 分钟后擦拭,如果结晶已经长至泌尿造口黏膜上,可使用稀释的醋酸液冲洗黏膜,每日 2~3 次,再用清水清洗,清洗过程中要注意动作轻柔,使用柔软的清洗材料,避免出血;同时服用大剂量维生素 C,4g/d,使小便呈酸性;增加水分摄入,每天饮水 2000~3000ml;多进食可提高尿液酸性的食物,如五谷类中的玉米、瘦肉、鱼类、花生、核桃、燕麦、鸡蛋及面食类等;减少进食碱性食物,如牛奶、绿豆芽、杏仁、芥菜、葡萄干、菠菜等。

☆ 为何泌尿造口周围会隆起,怎么办?

答:泌尿造口基部或周围组织鼓起,在站立或用力时明显,躺下时部分会消失,这可能是造口旁疝。造口旁疝是我们俗称的"小肠气",多是因为术后腹压长时间增加(如咳嗽、便秘、打喷嚏等)、泌尿造口周围组织薄弱、肥胖等原因导致。可发生于术后数月或数年。造口旁疝发生时轻者可引起泌尿造口基部或周围组织鼓起,严重者引起嵌顿性腹壁疝或肠梗阻,应及时处理。如果您体型肥胖,请注意控制体重,同时尽量避

免增加腹压的行为,尤其是在术后早期,避免提重物,保持大便通畅,防便秘,预防感冒。平时可使用腹带加强支撑。一旦发生造口旁疝时,要避免使用硬环式造口底盘;并使用造口弹力腹带,预防旁疝的加重;当出现梗阻或嵌顿引致泌尿造口黏膜坏死等严重情况时应立即就医。

第三节 排 泄 问 题

☆ **为何我的泌尿造口袋里的尿液变得混浊且有很大的气味?**

答:泌尿造口袋中的尿液混浊不清伴很大气味时,可能是出现了尿路感染。您要注意是否同时伴有背痛、发热、食欲下降、恶心、呕吐等反应并尽快到医院找医生进一步诊治。因为泌尿造口是将两条输尿管缝合在一段小肠上,没有正常尿路防止逆流的功能,比正常人更容易发生尿路感染,所以在日常生活中要做好预防。您应该每天饮用足量的水,至少2000~3000ml/d;平时多进食维生素C含量丰富的新鲜蔬菜、水果;使用专用的具有防逆流装置的造口袋;造口袋1/3~1/2满时,要及时排放;晚上睡觉时与床边尿袋连接,避免晚上起床排放尿液,如不连接床边尿袋,晚上要起床1~2次排放尿液。

☆ **我的泌尿造口排出的尿液量24小时少于100ml,甚至无尿液排出,怎么办?**

答:首先检查泌尿造口是否被黏液堵塞,其次考虑是否发生严重脱水或肾功能问题,若情况紧急应立刻回院就诊处理。

泌尿造口会有黏液分泌,尤其是术后早期,应该及时清理,以免堵塞尿液的排出,如果是黏液堵塞导致的无尿液排出,在清除黏液后可缓解。

☆ 为何我的泌尿造口袋变成紫色了?

答:泌尿造口袋呈现紫色(图 5-8),可能出现了紫色尿袋综合征,这是泌尿造口特有的并发症之一,主要与某种细菌与尿液内的成分发生化学反应,导致造口袋或尿袋呈紫色有关。您可多摄入维生素 C,将尿液转为酸性,亦可尝试使用另一种造口袋;若完全没有不适或任

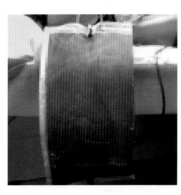

图 5-8　紫色尿袋综合征

何症状,可不用处理,除非有泌尿道感染症状,否则无须服用抗生素。

第四节　泌尿造口患者常见的护理误区

☆ **两件式造口底盘 / 一件式造口袋必须每天更换,否则泌尿造口周围皮肤会发痒?**

答:泌尿造口周围皮肤发痒可能是由于泌尿造口周围皮肤对造口用品发生过敏而引致,不是通过每天更换两件式造口底盘 / 一件式造口袋就能解决的;相反,频频更换造口袋容易损伤皮肤。现有的两件式或一件式造口袋的造口底盘

黏胶具有黏性／粘合力、抗腐蚀性、易揭除、柔韧性、吸收性五大特性,对皮肤有很好的亲和力,一般过敏现象还是很少发生的。

☆ 清洁回肠造口必须使用镊子、棉球和纱布?

答:泌尿造口的黏膜受到刺激容易受损,如使用镊子进行清洁,一来需要购买,且手持镊子操作不是人人都能掌握,这样就容易损伤泌尿造口的黏膜。棉花及纱布除了价钱较昂贵外,质地也并不比纸巾好。选择纸巾时,坚韧、柔软且不溶于水的较为合适。

☆ 更换造口底盘／一件式泌尿造口袋时一定要使用皮肤保护粉?

答:不一定。皮肤保护粉是一种水胶体粉剂,主要成分为羧甲基纤维素钠,可消除泌尿造口周围皮肤发红、瘙痒等症状,促进皮炎及浅表皮损愈合,是一种有治疗作用的药物。如果泌尿造口周围皮肤完好无损,则不需要使用皮肤保护粉;反之,如果泌尿造口周围皮肤出现发红、瘙痒、皮炎等症状时则需使用,可以有效缓解症状,促进皮肤愈合。

☆ 使用了皮肤保护粉会导致造口底盘粘贴不稳妥?

答:不会。使用皮肤保护粉时要掌握方法,将泌尿造口周围皮肤清洗干净、抹干之后,就可以在发红、瘙痒或皮损的地方撒上护肤粉,在粘贴底盘之前要用干纸巾或毛巾将多余的粉扫掉,再粘贴底盘,这样就不会导致底盘粘贴不稳,否则过多的皮肤保护粉会造成造口底盘与皮肤间留有空隙,出现渗漏。

☆ 粘贴造口底盘/一件式泌尿造口袋前泌尿造口周围皮肤必须涂抹皮肤保护膜？

答：不一定。皮肤保护膜的主要作用是保护泌尿造口周围皮肤，阻隔泌尿造口排出的尿液对泌尿造口周围皮肤造成的刺激，同造口底盘一样，主要起阻隔保护的作用。如果泌尿造口周围皮肤完好无损，则不需要使用皮肤保护膜；反之，如果泌尿造口周围皮肤菲薄敏感，容易受损，则可以喷上皮肤保护膜后再粘贴造口底盘；如果泌尿造口周围皮肤已经破损，则可以喷洒皮肤保护粉后再使用保护膜，最后粘贴造口底盘。

☆ 同时使用皮肤保护粉和皮肤保护膜，先用膜后用粉？

答：应该先用粉，后用膜。一般在泌尿造口周围皮肤出现破损时会同时使用皮肤保护粉和皮肤保护膜，皮肤保护粉是治疗皮损的，需直接与创面接触才能发挥其作用，因此要先用。为了保护已经破损的皮肤及使用的皮肤保护粉，避免尿液再次刺激，因此可在外层喷洒皮肤保护膜，将破损的皮肤及使用的皮肤保护粉与尿液阻隔开来，达到保护皮肤、促进皮损愈合的目的。

☆ 更换造口底盘/一件式泌尿造口袋时一定使用防漏膏/防漏条？

答：不一定。防漏膏和防漏条主要是作为泌尿造口周围皮肤凹陷和皱褶部位的填充物，用于填平泌尿造口周围皮肤的凹陷、皱褶、缝隙，防止排泄物渗漏。因此要评估泌尿造口周围皮肤的情况,如果泌尿造口周围皮肤平坦,无凹陷、皱褶或缝隙,则不需要使用;反之则需要。

☆ 造口底盘上全部涂抹上防漏膏,底盘粘贴会更稳固?

答:现代的造口袋不管是一件式还是两件式,造口底盘都具有黏性,可以很好地粘贴于皮肤上并承受一定的重量,造口底盘上如全部涂抹上防漏膏反而容易产生间隙而导致底盘发生渗漏。另外,粘贴于泌尿造口周围皮肤上的防漏膏难以清除,导致新的造口底盘难以稳妥粘贴,这样恶性循环会造成底盘频频渗漏,最终引发皮肤问题。

专家温馨提示

　　泌尿造口患者在居家护理过程中,也许会有很多自己独特的护理体会,但是否完全符合泌尿造口护理的要求,最好与造口治疗师或专科护士共同沟通,在专科护理人员的指导下进一步实施,这样更能确保护理的安全性和护理效果。

第五节　复　　诊

☆ 泌尿造口术后需要定期复诊吗?

答:您出院了,并不等于完全康复。泌尿造口术后需要定期复查,因为您行泌尿造口手术后住院的时间短(一般术后

5~10天即出院),真正接受造口治疗师或临床护士指导的时间有限,加上受手术后体力恢复等各方面的影响,泌尿造口自我护理的技能无法完全掌握。回家后在日常生活中会面临泌尿造口所带来的生理、心理、家庭、社会、并发症等各方面影响。如不能及时得到纠正,将严重影响您的生活质量。这些问题在专业人员的指导下可以得到解决。因此泌尿造口者定期回院进行复查是非常必要的。定期复诊,可让医务人员及时了解您的生理及心理康复情况、对家庭及社会的适应情况、对泌尿造口的适应情况、及早诊断出泌尿造口及周围皮肤并发症,给予适当的治疗和心理辅导。复诊时间因人而异,一般术后1个月开始,第一年,每隔1个月返院复诊一次,连续3个月;以后每3个月复查1次;2~3年内每3~6个月复查1次;之后每6个月至1年复诊1次;遇到问题和新的症状时随时就诊。复诊时应带上一套造口袋,以便医生或造口治疗师检查后使用。

☆ 泌尿造口有问题该如何就诊?

答:目前许多大医院都已拥有专业的造口治疗师或造口伤口专科护士,部分医院开设了造口专科门诊,出院时了解医院造口专科门诊出诊情况(索取卡片)或当地医院是否有造口专科门诊,可以到开设造口门诊的医院就诊,也可在网上、电话预约挂号,按预约时间就诊。

☆ 泌尿造口者出现哪些情况要及时复诊?

答:出现以下情况时要联系造口治疗师或医生,及时复诊:①尿流减缓或停止排尿:正常情况下泌尿造口会持续有淡黄色尿液排出,量约1000~2000ml/d,但因各种原因导致泌尿造口堵塞、脱水或肾功能损害等,都有可能导致尿液颜色和量的异常,如您自我处理无效时;②泌尿造口出血过多:在清洗泌尿造口时用力过大、纸巾或毛巾过于粗糙、造口底盘过硬等原因都有可能引起泌尿造口黏膜的损伤而引起出血,但出血量一般是比较小的,稍加压迫即可止血。如果您发现出血量很多且无法用上述方法止血时;③泌尿造口大小或外观出现显著变化:正常泌尿造口外观是鲜红色或粉红色,表面光滑湿润,当泌尿造口外观变紫色可能出现缺血时;④血尿:正常尿液是淡黄色的,并发尿路感染、结石、肿瘤等情况时可能会出现血尿,因此应及时就诊确定血尿的原因;⑤泌尿造口周围皮肤刺激或发红时;⑥泌尿造口周围隆起疑似并发了造口旁疝时;⑦泌尿造口或泌尿造口周围出现沙状的白色物质时;⑧泌尿造口黏液过多:泌尿造口是一段肠管,具有肠管正常的功能,能分泌黏液,是正常的,但如果黏液过多影响到泌尿造口的正常排泄就需要及时就诊;⑨尿路感染的症状和体征:出现尿液混浊、有恶臭味,双侧腰背痛,发热、寒战,恶心和呕吐等症状时。

☆ 泌尿造口患者随诊时需注意哪些问题?

答:泌尿造口患者随诊时请随身携带造口护理用品。包括造口袋一套、纸巾、使用中的造口附属产品等。即将轮到就诊时最好先到洗手间将造口袋里的尿液排空。就诊时应主动告知造口治疗师或医护人员您居家护理中碰到的困惑问题,如造口底盘多少天更换、每次更换时泌尿造口及其周围皮肤是否有异常、饮食问题、日常生活中是否适应等,以便专家及时给予指导。

专家温馨提示

泌尿造口患者出院后除定期回院找医生复查您的疾病预后外，尚需定期到由造口治疗师或肠造口专科护理人员坐诊的造口专科门诊复查泌尿造口及其周围情况。她们将利用专科护理知识和技能帮助您预防及解决泌尿造口术后的相关护理问题。

第六章　坚强面对泌尿造口

第一节　患者如何面对

☆ **得知即将行泌尿造口手术,您可能的心理反应是什么?**

答:因受传统观念的影响,您与家属往往对于泌尿造口手术难以接受,容易产生震惊、抗拒、悲观甚至绝望的心理。您在行泌尿造口手术前情感上可能会经历 3 个阶段:第 1 阶段主要表现为震惊或不相信现实,在此阶段,因刚受到即将行泌尿造口手术消息带来的冲击,您可能会依靠逃避现实来面对,拒绝接受关于现状的解释,拒绝接受他人传授的泌尿造口自我护理知识;第 2 阶段主要表现为退缩或防御,在这个阶段,您可能会愤怒或容易被激怒,在情绪上可能自我封闭,会对身体的变化以及对泌尿造口术后的生活感到担忧;第 3 阶段表现为接受,您不再愤怒,找到了自己的应对办法,但偶尔可能会感到伤心或者哭泣。

☆ **您需要咨询医生、造口治疗师哪些问题?**

答:您可以向医生、造口治疗师咨询自身病情、手术方式、手术安全性、预后、泌尿造口护理知识与技能、并发症的处理、费用、就诊等问题。这些问题医生和造口治疗师都会做出详细的解答。

☆ 您可以做些什么?

答:当知道要行泌尿造口手术时,您的内心一定充满恐惧、焦虑、彷徨无助。当您的情绪受到困扰时,先什么都别做,找个舒适的地方坐下来,深深地吸气,慢慢地呼气,尽量放松自己;注意不要独自承受内心的痛苦,要懂得向信得过的人,例如您可向医生、造口治疗师(以造口护理为专业的护士)、护士、家人(配偶、儿女、兄弟姐妹等)倾诉病痛和内心的感受,宣泄心中积压的不良情绪,并寻求帮助。无论是面对面的交谈还是通电话交谈都会对您有帮助;当您平静下来后应当多了解泌尿造口护理专业信息。

☆ 您可以向谁倾诉?

答:孤独一人面对生理上的变化是很难熬的,倾诉可以帮助您释放内心的负面情绪,减轻心理压力。无论是伴侣、家人还是挚友都能给您安慰,在您艰辛的治疗期间给您支持,也许与已经行泌尿造口的朋友倾谈,可能更有帮助。另外,您也可以向医务人员(主诊医生、造口治疗师、管床护士、心理医生、心理护士等)倾诉。

☆ 泌尿造口手术后,您可能的心理反应是什么?

答:手术后到出院的一段时间内,由于排尿方式的改变和依赖家人的照顾,您的心理也可能会出现变化。①抑郁:是术后常见反应之一,主要与手术给患者带来的压力和心理出现的变化有关;②烦躁、焦虑:由于不能很好地适应排尿方式的改变和住院环境,又急于恢复,会有焦躁的行为表现;③自卑:

认为自己是残废,不愿意与他人接触,尤其在出现漏尿时会加重;④依赖:对恢复原来的生活缺乏信心,从而产生一种依赖心理,表现出一些退行状态的行为。由于术后康复需要一段时间,因而您对泌尿造口的自理与接受也是循序渐进的。在此期间,医生及造口治疗师会逐步指导您完成造口的自我护理。您可以将忧虑同家人、朋友、医务人员诉说,这便于您以更好的心态接受泌尿造口。

☆ **如何面对外表的改变,与您的新成员(泌尿造口)和谐生活?**

答:虽然泌尿造口术后外表的改变可能会使您产生自卑、厌恶等等负性心理,但您应积极面对,与"泌尿造口"和谐相处。①认知方面:认识到泌尿造口手术对治疗疾病,保持生命的重要性,正确的泌尿造口护理可以将外表改变对您的影响降到最低;②信念:相信自己在专业人员如造口治疗师或临床护士的指导下能掌握泌尿造口自我护理的知识与技能,顺利回归社会;③行为:积极向医务人员,包括医生、护士、造口治疗师,其他肠造口者、家人、朋友寻求支持与帮助。

☆ **在泌尿造口护理和康复之路上,我需要知道什么?**

答:由浅入深,首先,您需要知道如何护理泌尿造口,包括更换集尿袋的技能、观察和判断泌尿造口的正常与异常情况、观察和判断泌尿造口周围皮肤的正常与异常情况,并学会处理。然后,您需要知道如何带着泌尿造口回归生活,注意生活中的衣、食、住、行;回归社会,共筑夫妻生活,重返您的社会圈;回归生命,实现您生命的意义。

☆ 泌尿造口术后,我能恢复术前的正常生活吗?

答:泌尿造口术后,您仍然可以正常生活,您应该以积极乐观的心态去看待自己,看待您的泌尿造口。通过手术,治疗了您身体方面的疾病,只是在外形上有了一点小小的改变,您的腹部会出现泌尿造口,您可以将它视为身体的一部分,就像胎记、痣,是一种自然的存在,您以怎样的态度接纳它,它也会以同等的态度接纳您。如果您能很好地接受它,爱护它,与它和谐相处,主动学习掌握护理泌尿造口的技巧,就能很好地回归社会,回归家庭,和正常人一样过有质量的生活。在康复的过程中,首先您应认识到作为"泌尿造口者",您并不寂寞,目前我国每年像您这样行泌尿造口手术的朋友很多。为了更好地帮助泌尿造口者,各大医院每年都会多次举办肠造口者联谊活动,个别还开展泌尿造口者医院探访活动,让新老"泌尿造口者"互相交流,共同面对人生的这个挑战。其次,作为"泌尿造口者",日常生活中您与正常人没有什么区别,只是生活上有了一些需要学习、注意和习惯的地方,就像近视的人需要戴眼镜一样。

☆ 我该怎么照顾自己的泌尿造口呢? 谁能帮助我?

答:现在很多医院都有造口专科护士,他们会帮助您,指导您正确护理泌尿造口,包括如何观察造口,怎样更换造口袋,泌尿造口及其周围并发症的观察和处理,日常生活的注意事项等。通常造口专科护士在指导患者更换泌尿造口底盘时是遵循循序渐进的原则。术后第一天,您的身体状况较差,可不必勉强参与造口袋的更换,您只需要观看并对造口袋的更换过程有个了解即可;术后第 3~4 天,造口专科护士为您更换底盘时,您需要积极参与这个过程,亲自动手参与换袋,您不必害怕,更不要逃避,有什么困难,造口专科护士都会及时帮助您解决。术后第7~8天,您或您的家属需要具备独立完成造口袋更换的能力,在您换袋的过程中,造口专科护士会就不足的地方给予指导和纠正。若您住院期间,身体或心理状况较差,难以在专业人员的指导下参与造口袋的更换,出院后,要多向家属学习换袋方法,不可过度依赖家属,要尽快独立。通过学习,相信您能够很好地掌握造口自我护理的知识和技能,进而照顾好自己的泌尿造口。如果您所在的医院暂时没有造口专科护士,您所在病区的管床医生和护士也可以为您提供帮助,您也可以通过网络、书籍或向其他有经验的泌尿造口朋友寻求帮助。

☆ 泌尿造口护理应全程由家属照顾吗?

答:只要您的身体条件许可,即在体力、视力和手的操作能力允许的情况下,您就不能过分依赖家属。疾病治疗后您就是一个正常人,不能总把自己当成患者,而应该积极回归家庭,回归社会,这一切都要从您自我照顾做起。泌尿造口已经是您身体的一部分,如果依赖家人帮助您,甚至完全代劳,您将丧失基本的自我照顾能力,不仅自我难以回归正常,功能退化,影响您的生理及社会双重功能,而且对家人也是一个沉重的负担,影响他们的正常生活。例如您的泌尿造口袋突然渗漏,而家人又不在身边,此时尿液不断外流,浸渍皮肤,您自己束手无策,只能等待家人返回,如此情形不仅尴尬,而且可能由于长时间的尿液外渗,导致泌尿造口周围皮肤出现刺激性皮炎,增加您的痛苦,也让家人疲于奔波,增加他们的负担。因此只要您的身体条件许可,为了您自己,也为了您的家人,请您相信并依靠自己,积极面对并照顾好自己的泌尿造口,保证您同家人的生活质量。

专家温馨提示

　　康复意味着泌尿造口患者能够重新回到家庭和社会,发挥积极的作用。泌尿造口术后并不意味着伤残,泌尿造口患者不要刻意贬低自我。

第二节 家属如何面对

☆ 当家人需要行泌尿造口手术时,如何面对?

　　答:家属作为患者的主要照护者和最主要的社会支持来源,当得知家人需行泌尿造口手术时,您可能如患者一样,觉得伤心难过,不知如何是好。待您平静下来,可能希望对泌尿造口手术和护理有更多的了解,也希望知道怎样才能更好支持和帮助患者。如果您愿意倾谈,可能会对事情有所帮助,您可以把感受与医护人员、其他亲人朋友或可以信任的人分享。家人提供的社会支持对于泌尿造口患者接受泌尿造口手术和适应有造口的生活至关重要。因此,家人应从情感上支持患者,在生活上关心患者,在患者需要的时候陪伴、鼓励患者,给予患者正能量。很多患者在听到要行泌尿造口手术的时候,都是拒绝排斥的态度,这时家属对手术的态度会直接影响到患者是否会选择积极的治疗方法。作为家属,您应该知道:泌尿造口不是一种疾病,您的家人需要行泌尿造口手术,只是治疗疾病的需要。泌尿造口只是排泄尿液的通道,不具有传染性,也不会影响家庭生活。因此,这个时候作为家属,要尽量学会控制自己的情绪,尤其是在患者面前,不要悲观绝望,尽量将正能量传递给患者。

☆ 应该告知患者行泌尿造口手术吗?

答:应该。患者有权利知道自己的病情和疾病治疗方式。患者的配偶和亲人常常低估了行泌尿造口手术的概率,同时会担忧"如果告诉患者真相,会不会让他无法承受"。从某个角度来说,家属这种做法是为了保护患者,避免让其去面对一些令彼此伤心痛苦的事。然而,当真正行泌尿造口手术后,患者要面对真相十分困难,对于亲人隐瞒真相的行为,患者会难以理解,这不利于患者术后的康复和进一步治疗的开展;还会伤害患者与家属的关系。

☆ 家人如何向患者告知病情?

答:鼓励家人向患者告知病情。①选择适合的家属:尽量跟家庭其他成员共同商讨,取得一致共识后再做决定,促进家人间相互理解和支持。告知患者前,家人需先处理自己的心情,平复情绪,避免在告知过程中有过于激烈的情绪起伏。②选择适合的环境和时机:选择安静、独立的空间,减少干扰;选择患者情绪放松时进行。③根据患者不同的心理特点,选择不同的告知病情的方法。④告知病情时注意措辞委婉,逐步告知,注意保护患者,防止患者伤害自己,向患者表达更多的关心和理解。⑤告知后给予陪伴与关心。

☆ 如何与患者沟通?

答:首先调整好自己的心态,放松自己,尽量保持平静。与患者交谈中并不是要告知患者多少病情,而是帮助患者把压抑的情绪释放出来,陪伴、倾听和分担他的感受。交谈时需选择一个患者熟悉且舒适、安静、不受干扰的地方。必要时多找几位患者信任的亲人陪伴,寻找恰当的时机(例如当患者主动询问时,家人应先了解患者问这些问题的原因,引导他表达出更多心中所想或感受,再做出回应),尽量用简单和直接的字眼告知患者病情。

☆ 首次见到泌尿造口时的感受可能是什么?

答:虽然术前医护人员给家属详细介绍了泌尿造口的情况并展示了泌尿造口的模型,但真正看到泌尿造口时,腹部红红的突出可能让您觉得恶心、害怕。其实,泌尿造口就是人的肠道,它以前藏在肚子里我们看不到,现在只是被转移到腹部而已,不必为此感到害怕。

☆ 患者家属可以做些什么?

答:术后早期,患者体力尚未完全恢复,非常需要您的帮助。作为家属应主动向造口治疗师或管床护士学习泌尿造口护理方法及注意事项,配合造口治疗师或临床护士购买相关的护理用品,协助观察泌尿造口及其周围皮肤并发症,一旦发现异常及时告知医护人员。家人一同学习护理泌尿造口,可以让患者感到被接纳,利于消除患者的心理障碍。但当患者自我护理能力恢复后,应让患者自行护理泌尿造口,避免患者过度依赖您,影响您的生活和工作,同时过度的依赖也会影响患者的身心康复。

专家温馨提示

　　对泌尿造口手术的反应，每个患者是不同的，对于一些患者来说，它可能是个问题；但对于另外一些患者来说，它是一个挑战；某人认为它是拯救生命的，而另外一个人却会认为它是灾难性的经历。不管反应如何，大多数患者从被诊断开始，一直到康复的整个过程中，都需要来自各方的支持和帮助，尤其是家人的支持和帮助！家人一起学习泌尿造口护理，让患者感到被接纳，消除患者的心理障碍，对患者的康复非常有益。

第三节　泌尿造口患者感人的故事

　　在这个世界上，有这样一群人，虽历经磨难，却珍爱生命，不曾放弃。他们都曾不幸被病魔选中，在艰难求生的道路上煎熬、挣扎；他们都曾体验过死亡近在咫尺的恐惧，心里的悲伤化为愤怒甚至绝望，却都无济于事；他们都曾面临艰难抉择，生或死，只在一念之间。值得庆幸的是，残酷的现实面前，他们选择了坚强与面对，他们就是泌尿造口者——一群忍受躯体之痛换来生的希望的勇士！

　　生命无价，珍爱珍重！

　　每一位泌尿造口者都是重生的天使，以往的处境虽然艰难，但短暂的悲伤与发泄过后，他们不再怨天尤人，而是相信"与其诅咒黑暗，被现实打倒，不如点燃蜡烛，以光明驱散黑暗"。他们勇敢地面对泌尿造口手术后的生活,活出了精彩。

☆ 努力实现自我护理,生活更加多姿多彩

一个人得知自己将会没有膀胱时,心里会很彷徨,不知以后怎么办。我在2007年3月动手术前一晚得到正能量,我的弟弟从香港打来电话:"二哥,你放心吧,我一个同事的父亲十几年前在澳门做了膀胱全切除,十多年了现在龙精虎猛。"我顿感一切顾虑都抛开了,别人可以活得那么精彩,我一定也可以做到。那天晚上我睡得特别香,做好充分准备去迎接我生命中最重要的一次考验。

手术的价值是延续生命,数日后,我终于康复出院了,但我身上多了朵玫瑰。上帝给了我一朵玫瑰花,我的生命得以延续,我就要好好呵护它。心态端正后,我经常参加各种形式的联谊会,结识一班泌尿造口朋友,大家互相交流护理心得。

泌尿造口不是伤口,只不过是小便排出体外的改道而已,自己不应把自己当作患者一样要家人来服侍,如果一切泌尿造口护理都由家人完成,这样您的生活质量永远无法提高。我记得有一年参加在南京召开的"世界造口日学术交流会",交流时,南京的泌尿造口爷们还拉高嗓门说:"我在家就是躺在床上,老婆帮我换底盘,老婆就应该服侍我"。其实,这种人永远都把自己当作患者,离开别人他便不能自理,他能生活得阳光吗?不能!

提高泌尿造口者的生活质量,除了心态过关外,更重要的是学会自我护理。我出院后开始躺在床上由妻子帮着护理,日子长了,自己觉得如果妻子不在家那怎么办,这样下去真的成了废人。后来自己下定决心,一定要学会自我护理,慢慢地学着站着来更换造口袋,经过三次摸索,终于自己能站着更换

造口袋（每次都是洗澡后换）。自己喜悦的心情无法形容，顿时感到自己是真真正正的健康人，不用家里人牵挂。我情不自禁地对妻子讲："老婆，我自己可以换了，你放心去做其他事吧！"正因为能够自我护理，妻子也不担心我一个人外出参与单位活动及社会活动。就这样，我的生活质量也有了提高。希望目前还不能自我护理的泌尿造口朋友们，请下决心学会自我护理吧。

由于学会自我护理，加上每天注意造口的清洁卫生，我做完手术八年了，玫瑰花还是那么鲜艳（疾病离我而去）。八年来我的生活过得很充实，与其他泌尿造口志愿者们外出泡温泉、去海边享受阳光与沙滩、去郊游、也和妻子去俄罗斯北欧四国游……

（郑先生）

编 者 寄 语

独立，意味着成长和开始。每个人的人生中都有过无数个独立，独立行走、独立生活、独立承担工作——每一次独立的背后都是勇气和辛勤付出。郑先生生动地讲述了泌尿造口术后，他从依赖妻子到独立护理泌尿造口的这一过程。开始总是艰难的，但是克服之后，他的生活质量有了质的飞跃，他觉得自己再也不是废人了。如今郑先生生活幸福，他不再畏惧造口袋渗漏，不再担心无人陪伴护理，这一切都因为"独立"。希望每一位泌尿造口朋友都能像郑先生一样，早日学会独立护理泌尿造口，找回生活的快乐和幸福感。

☆ 双造口者的点点心声

1984 年，我因患子宫颈癌，需要接受结肠造口及切除膀胱的手术。因为这个病，我先后在医院住了一年多，几经艰苦才熬过去。在这一年多的时间里，我接触了不少医护人员，也有些难忘的经历。

我记得我曾经因为身体虚弱的问题，先后两次需要将手术期延迟。当时，我感到非常烦恼，同时又很无奈。我的医生轻轻拍着我的肩膀，温柔而亲切地对我说："慢慢来吧！不用担心。"我便对医生说："我很烦，不知道可以做些什么。"医生对我说："不用烦，要烦的事情都交给我们好了。"虽然只是短短几句话，但我立即感到很安慰。此后，我便决定不能令他们失望，一定要挺过去。

术后，我的泌尿造口出现频频漏尿的情况，漏出的尿液弄湿了我的衣服及床单等，让我很是狼狈。当时有一位护士虽已用尽千方百计为我补救漏尿的情况，但效果仍然不太好。有段时间这位护士离岗外出，我面对漏尿的情况更束手无策。令我感动的是这位护士回港后立即致电病房询问我的情况，由于我仍旧漏尿，她便立即返院为我更换造口袋。我非常感谢她的关心。值得庆幸的是，这位姑娘通过不断的尝试，最后终于成功帮我解决了漏尿的问题。现在我也总结了一些"不漏"的经验，这令我在护理及生活上，有了更多的信心。

总的来说，我的康复与医护人员的努力及肠造口探访者的鼓励是密不可分的。现在我一有空闲就相约泌尿造口朋友饮茶、逛街、旅游，生活真是不亦乐乎。

医生在患者需要帮助的时候，多给予关怀及支持，会令患者更有信心地面对疾病。另外,护士对于患者来说也很重要,泌尿造口术后如果护士能够深入地了解泌尿造口者的需要,帮助他们解决实际存在的护理问题,会让他们恢复得更快、更好。

(张女士)

编 者 寄 语

张女士是一位双造口患者,她不仅要护理大便造口,而且要护理小便造口。术后早期,由于尚未适应生理上的改变,再加上小便造口频频漏尿,张女士的心理压力非常大。庆幸的是,在她最困难的日子里,有热心的医生和尽职的造口治疗师不离不弃地守护在她身旁,帮助她走出困境。

对于医务人员来说,救死扶伤,不仅仅是一份养家糊口的职业,更多的是一份责任,一份热爱,一份情感。希望每一位肠造口者都能找到守护他的天使!

☆ 泌尿造口者医院探访的感悟

我在1996年初因患膀胱癌成为尿路造口患者。记得当年做手术时,还未兴起"探访者"义工,没人给我提供心理辅导或护理知识。而且当时的造口用品售后服务也还不完善,就算有产品也没有使用和护理指南。我当时心中只有恐惧和对术后生活质量的担忧,感觉未来真是前路茫茫。

出院后在康复时期,我和许多病友一样,出院初期不敢洗澡,只是每天抹抹身子,到夏天热不可耐的时候,就用保鲜袋把尿袋包起来,再用保鲜膜沿腰围住底座才去冲凉,皮肤发炎了,就用四环素眼膏涂抹,再粘贴造口袋时怎么也粘不牢,不知浪费了多少造口底盘。当时非常渴望有人来指导一下,医护人员的任何一句话我都视为"金玉良言",谨记于心。

后来通过经常参加各大医院组织的造口联谊会活动,我学习到很多科学的护理知识,结交了很多肠造口朋友。我们互相交流、互相帮助,共同分享泌尿造口护理经验。凭着一颗爱心,我加入了肠造口者医院探访的团队,以自身经历为样板,义务帮助新肠造口朋友解决在康复期遇到的心理问题及造口护理问题,使他们尽快重归手术前的生活。

我觉得,光是在患者住院期间做探访工作是远远不够的,患者出院后康复期探访工作更为重要。因为住院期间,医生提供了先进的医疗技术服务,护士提供了细心的术后护理。患者出院后的路却是自己走的,这条路十分漫长,他们会遇到方方面面的问题。如果我们为其及时提供援助、解决实际问题,他们就能树立信心,面对现实,尽快回归正常生活。

有些泌尿造口朋友,在出院时医生护士再三叮嘱有关注意事项,教他们如何粘贴造口袋,但是出院后,他们操作起来就会手忙脚乱,造口袋怎么也粘不牢,尿液渗流出来,极度影响康复期的情绪;有些朋友泌尿造口周围出现皮炎,虽然出院时已买好护肤粉,却不懂得如何使用;也有些造口朋友在饮食上怕这怕那,样样都不敢吃,因而造成营养不良。

假如在这个时候,探访者给予及时的援助,加以正确指导,情况就大为不同了。我举两个例子:有位姓吴的泌尿造口朋友,泌尿造口手术后,经常长叹"世界不属于我",郁郁寡欢,感觉眼前一片昏暗。在一次造口联谊会上相识后，他看到我们除了肚皮上多挂一个造口袋外，和正常人并无两样，可以经常外出旅游、聚餐、游泳、泡温泉。于是，他便开始尝试和我们一起参加一些活动，之后慢慢扩大活动范围，现在已成了旅游积极分子，经常提议组织各种活动。他说，如果不是我们这群泌尿造口朋友，他也不知道自己现在会是什么样子。另有位姓贺的朋友，泌尿造口术后回到家，老是躲在房间里，拒绝亲人朋友的电话或探访，不洗澡，不自理，样样都依赖老伴，稍不如意就大发脾气。自从认识他后，我们经常约他出来喝早茶，开导他，教他学习自理，提议他多出家门活动。慢慢地他也开始早上相约老朋友去饮茶，中午买菜回来做两个小菜和老伴共享，午后小休一会，约左邻右里打打宜情麻将。现在他和太太的生活重现精彩。

　　庆幸的是我们遇到了有识之士万德森教授及他的团队，万教授早在十多年前就开展了肠造口者医院探访工作，他们把自愿做"探访者"的肠造口朋友组织起来，培训后上岗，以小组为单位，一对一进行探访活动，探访活动给予新肠造口患者及时的心理援助，大大增强他们面对日后生活的信心，现已收到可喜的成绩。

（杨女士）

编　者　寄　语

　　杨女士是一位非常热心的泌尿造口朋友。术后早期，由于泌尿造口护理知识欠缺，她总是频频漏尿。后来通过参加各种泌尿造口康复讲座，才慢慢熟悉并能自我护理好自己的泌尿造口。令人感动的是,泌尿造口问题解决后,杨女士并没有选择独善其身,而是热情饱满地投身于泌尿造口探访事业。数年来,在杨女士的帮助下,很多泌尿造口患者得以真正康复。我相信,有杨女士这样热心的泌尿造口志愿者在,通过不懈的努力,泌尿造口探访团队一定会越来越壮大。

1. **肠造口患者**　是指因治疗需要,把一段肠管拉出腹腔,并将开口缝合于腹壁切口上以排泄粪便或尿液,即行肠造口手术的患者,如结肠造口、回肠造口、泌尿造口患者。

2. **肠造口探访者**　肠造口探访者是指接受肠造口手术后,拥有较好的肠造口自我护理能力和体会,同时具备较高的思想境界、乐于帮助其他肠造口朋友的肠造口者。肠造口探访者者的年龄、性别、职业和文化背景各有不同,但都有一个共同的联结纽带,就是他们都做过肠造口手术,现过上了正常的生活。

3. **造口治疗师**　参加世界造口治疗师协会(WCET)认可的造口治疗师学校系统培训,学习内容包括造口护理、伤口护理和失禁护理三大专科护理知识和技能,通过考核后获得世界造口治疗师协会颁发的造口治疗师证书的注册护士。称为造口治疗师。他们的工作职责包括造口、伤口、失禁的临床护理、健康教育、心理护理、专科护理科研等专科护理工作。

4. **世界造口治疗师协会**　世界造口治疗师协会的英文名称是 World Council of Enterostomal Therapists(简称 WCET)。访问主页:http://www.wcetn.org/。WCET 于 1978 年 5 月 18 日正式成立,目前有 72 个国家参加。正式会员是造口治疗师,副会员是医生和造口材料公司人员,每 2 年召开一次世界性会议。WCET 是一个非盈利性组织,其宗旨是在全球范围内推广规范的造口治疗,培训相关的造口护理专业人员,为全球的造口者、失禁患者以及具有伤口、瘘管的患者提供良好的服务。

5. 国际造口协会 国际造口协会的英文是 International Ostomy Association（简称 IOA）。访问主页：http://www.ostomyinternational.org/。IOA 成立于 1975 年,是一个主要以造口者为主的造口组织,但医生和护士也可以参加。IOA 的宗旨就是通过在世界各国或地区建立造口组织的联盟,致力于改善造口者或其他类似疾病患者的生活质量。IOA 对造口患者给予的支持,不是物质的支持,而是一种鼓励。大多数造口患者毫无例外地有一些社会问题,同样有某些心理障碍,他们感到自身被孤立,IOA 通过他们的访问计划和教育会议试图缓解他们的顾虑。

6. 亚洲造口协会 亚洲造口协会的英文是 Asian Ostomy Association（简称 AOA）。访问主页：http://www.ostomyasiasouthpacific.org/。AOA 成立于 1993 年 9 月,是国际造口协会的一个地区区域组织,成员包括中国的内地、香港、台湾地区,印度、印尼、伊朗、日本、韩国、马来西亚、蒙古、菲律宾、新加坡、斯里兰卡、泰国、越南。此外,各个国家也都有自己的协会。

7. 世界造口日 IOA 倡导的“世界造口日”（World Ostomy Day,WOD）活动是对造口患者的社会环境与生活质量提供帮助的世界性活动,全球许多国家和地区在这一天举办各种有益的活动,以唤起全社会关心造口患者,给他们最大的关怀和支持,鼓励他们更好地生活。1993 年 10 月 2 日定为第一个世界造口日,以后每 3 年举行一次,每次都在 10 月第一个星期的星期六。每个世界造口日都设有一个主题。2003 年中国发生非典,因此,第五个世界造口日延缓至 2006 年。

序号	时间	主题
第一个世界造口日	1993年10月2日	"您如何庆祝这一天"
第二个世界造口日	1996年10月5日	"共同努力"
第三个世界造口日	1999年10月2日	"让我们携手迈进下一个世纪"
第四个世界造口日	2002年10月5日	"我们一样能够做到"
第五个世界造口日	2006年10月7日	"让我们活得更精彩"
第六个世界造口日	2009年10月3日	"活出姿彩"
第七个世界造口日	2012年10月6日	"共同关注,多点聆听"
第八个世界造口日	2015年10月3日	"不同的故事,同样的心声"

参考文献

[1] 柏树令. 系统解剖学[M]. 北京:人民卫生出版社,2010.

[2] 喻德洪. 肠造口治疗[M]. 北京:人民卫生出版社,2004.

[3] 万德森,朱建华,周志伟,等. 造口康复治疗理论与实践[M]. 北京:中国医药科技出版社,2006.

[4] 胡爱玲,郑美春,李伟娟. 现代伤口与肠造口临床护理实践[M]. 北京:中国协和医科大学出版社,2010.

[5] Persson E,Berndtsson I,Carlsson E,et al. Stoma-related complications and stoma size a 2 year follow up[J]. Colorectal Disease,2010,12(10):971-976.

[6] 苏晓萍,林伟斌,陈朝虹. 回肠膀胱术患者造口自我护理的路径化健康教育[J]. 中华护理杂志,2011,46(2):124-125.

[7] 何杏勤,张艺洪,赖苑红,等. 膀胱全切泌尿造口患者的健康教育需求调查分析[J]. 中华现代护理杂志,2011,17(5):554-555.

[8] 丁莉,王薇,戴韻,等. 以健康行为 HAPA 模型为指导提高造口患者自我效能的研究[J]. 现代泌尿生殖肿瘤杂志,2011,3(2):125-128.

[9] 彭翠娥,王卫红,陈玉盘,等. 全人照护对老年膀胱癌患者生活质量及心理社会适应的影响[J]. 护理学杂志,2014,29(3):19-21.

[10] 徐丽芬. 自我管理教育对尿路造口术后并发症的影响[J]. 护理学杂志,2013,28(18):82-83.